AF373073

Désinfection – Stérilisation

DÉSINFECTION – STÉRILISATION

RENSEIGNEMENTS PRATIQUES

SUR LES

APPAREILS ET PROCÉDÉS

PAR

Fernand DEHAITRE

Constructeur-Mécanicien

Chevalier de la Légion d'Honneur
Membre de la Société de Médecine Publique
et d'Hygiène Professionnelle
Membre du Jury international
A L'EXPOSITION UNIVERSELLE DE 1889

PARIS
LIBRAIRIE VINCENT JAMATI
7, Boulevard St-Martin, 7
1893

AVANT-PROPOS

L'hygiène est devenue une science.

Les études remarquables faites sur les infiniment petits par des infiniment grands, les intéressantes observations d'illustres savants, ont tracé la voie, et c'est avec leur concours éclairé, que les constructeurs ont créé les appareils de désinfection et de stérilisation.

Les appareils que nous présentons ci-après ont été sanctionnés par les expériences les plus minutieuses et les plus concluantes. Nous pouvons les recommander avec la certitude qu'ils présentent toutes les garanties désirables et répondent absolument à toutes les exigences de l'hygiène la plus sévère.

Je tiens à remercier encore ici les éminents docteurs qui ont bien voulu m'éclairer de leurs conseils et de leurs avis. (1)

Fernand DEHAITRE.

Juin 1893.

(1) Ce travail est extrait de la 2ᵉ édition de mon ouvrage : *Machines et Appareils pour établissements hospitaliers.*

CHAPITRE PREMIER

DIFFÉRENTES MÉTHODES

EMPLOYÉES DANS LA DÉSINFECTION

Antiseptiques — Chaleur sèche — Chaleur humide

> « Les maladies épidémiques sont la
> « conséquence de l'ignorance et la pu-
> « nition de l'incurie des peuples et des
> « individus. »
> (DUCLAUX. — *Le microbe et la maladie*).

On comprend aujourd'hui sous le nom de **désinfection** (1), l'ensemble des procédés employés pour détruire les **germes ou microbes,** qui se trouvent partout en abondance : dans l'air, dans l'eau, à la surface du sol, sur les objets qui nous entourent et avec lesquels nous sommes en contact; sur nos vêtements, sur nos mains, etc.

Le mot **désinfection,** est devenu synonyme de **stérilisation.** On dit qu'un corps, l'eau, par exemple, est stérilisé, quand il ne contient plus un seul germe. Si l'on vient à verser une petite quantité d'eau stérilisée dans un bouillon

---

(1) **On** désignait autrefois sous le nom de désinfection, l'action d'enlever à l'air d'un appartement des gaz dangereux ou de mauvaise odeur.

de culture, où les microbes de l'eau trouvent les meilleures conditions de développement, aucun germe ne doit se développer; le bouillon restera stérile.

Les procédés employés pour la désinfection, sont nés de la connaissance des propriétés biologiques des germes. On a recherché, en agissant sur des microbes préalablement isolés et cultivés dans des milieux nutritifs bien appropriés, les conditions qui favorisent ou arrêtent leur développement.

On a déterminé expérimentalement, l'influence qu'exercent sur leur développement, les agents physiques ou chimiques, et on a pu établir ainsi la température à laquelle le développement de chaque germe est le plus actif, et, ce qui nous intéresse particulièrement au point de vue de la désinfection, on a déterminé la température la plus élevée compatible avec la vie, et au-dessus de laquelle tous les germes sont tués.

Des expériences faites sur des microbes placés dans les mêmes conditions, ont montré qu'il suffit d'ajouter au milieu nutritif, où on les cultive en abondance, une très faible quantité de certaines substances (sublimé, acide phénique), pour les tuer tous très rapidement.

On peut dire que les procédés pratiques de désinfection se réduisent à deux (1) qui sont:

(1) Nous ne parlons ici bien entendu, que des procédés de désinfection employés pour les usages domestiques, de ceux pour lesquels la science a demandé le concours de l'industrie. Il ne nous appartient pas de parler des procédés de laboratoire, tels que: flambage, stérilisation par la méthode de Tyndall, etc... C'est pour la même raison que parmi les agents physiques qui agissent sur les microbes pour les détruire, nous ne mentionnons que la chaleur, ne pouvant rien dire ici de la lumière solaire et des expériences faites à ce sujet par M. Duclaux (voir bibliographie). La désinfection par les gaz (AzO^4, So^2, etc.) est en général abandonnée comme étant un procédé très infidèle et très peu recommandable.

1° Désinfection à l'aide d'une substance soluble dont la solution tue les microbes qui arrivent à son contact.

Ces substances sont généralement désignées sous le nom de **substances antiseptiques**.

2° Désinfection à l'aide de la **chaleur,** soit sèche, soit humide.

La chaleur sèche a une application relativement restreinte dans la désinfection, elle est surtout employée à la stérilisation des instruments de chirurgie. (Voyez antisepsie chirurgicale).

Ces deux méthodes de désinfection ont chacune des applications particulières : toutes les fois qu'il s'agit de désinfecter des objets capables de supporter sans s'altérer une température élevée et l'action de la chaleur humide, il y a avantage à employer ce procédé, et à soumettre ces objets pendant un certain temps dans une étuve, à l'action de la vapeur sous pression. C'est là le procédé d'élection pour la désinfection des vêtements, du linge, des objets de literie, des chiffons, etc.; la vapeur sous pression pénètre rapidement entre les fibres du tissu, une partie se condense abandonnant sa chaleur latente de vaporisation, pour repasser de nouveau à l'état de vapeur, à la fin de l'opération. (Voir chapitre IV : les grandes étuves à désinfection).

On comprend facilement à quelles difficultés on se heurterait si l'on voulait désinfecter un matelas avec une solution d'un antiseptique, comme le sublimé par exemple. Il faudrait dépenser une quantité considérable de cette solution, pour être certain de la faire pénétrer dans toute l'épaisseur du matelas, il faudrait ensuite vaporiser tout le liquide employé ce qui demanderait un temps considérable, et nécessiterait un séchoir à air chaud.

Mais il est impossible dans certains cas d'employer la vapeur sous pression, quand, par exemple, on se propose de désinfecter les papiers, les tentures d'un appartement, un parquet ou des objets que la chaleur humide altérerait rapidement. On se sert alors avec avantage de solutions antiseptiques, projetées sous forme d'une pluie fine, avec des instruments spéciaux. C'est également à cette méthode qu'on a recours aujourd'hui pour la désinfection des navires, des wagons, des écuries, etc. (Voir chapitre III : désinfection des murailles).

Ces considérations ne sont pas les seules qui doivent faire employer telle méthode de préférence à telle autre.

On sait que certaines espèces de microbes se présentent sous deux états différents : à l'état adulte et à l'état de spores. Or le microbe adulte est autrement sensible que ne l'est sa spore. Tandis qu'en effet la plupart des bactéries ne résistent pas à une température de 100°, il faut pour tuer la spore à laquelle cette bactérie a donné naissance, la maintenir pendant quelques minutes à une température de 110° et même quelquefois 120°. C'est pour cette raison qu'il est prudent de ne pas se contenter de la vapeur sans pression à 100°, mais de soumettre à la température de 115°, c'est-à-dire à la vapeur sous pression, les vêtements, les objets de literie ayant servi à des malades atteints de maladies contagieuses, il est d'autant plus prudent d'agir ainsi, que malgré les recherches nombreuses dirigées dans ce sens, le microbe de certaines maladies épidémiques comme les fièvres éruptives auxquelles on a tout lieu d'attribuer une origine microbienne, a jusqu'ici échappé à l'investigation des microbiologistes.

D'autre part les antiseptiques même les plus actifs ne

paraissent pas agir aussi sûrement soit sur les microbes soit sur leurs spores que la chaleur humide (1).

Ces diverses constatations ont amené à préférer la vapeur sous pression aux autres agents de désinfection.

CHAPITRE II

PROCÉDÉS ET APPAREILS
EMPLOYÉS POUR LA STÉRILISATION

DES

INSTRUMENTS DE CHIRURGIE ET DES PIÉCES DE PANSEMENT

Antisepsie et Asepsie

Après les travaux et les découvertes de Pasteur, en 1865, Lister, (alors chirurgien de Glascow) pénétré des doctrines du savant français, eut la pensée que les germes de l'air qui arrivaient au contact des plaies, devaient en se développant à leur surface, les **influencer** d'une manière défavorable, et produire ces complications si fréquentes et si redoutables que l'on observait à cette époque.

(1) DUCLAUX — *Sur les antiseptiques.* An. Inst. Pasteur, t. 3. p. 671.

Il chercha alors à mettre les plaies à l'abri de ces germes, et il inventa à la fois un pansement et une méthode, qui firent faire à la chirurgie opératoire un immense progrès. Son premier mémoire fut publié en 1867 dans le journal « The Lancet », mais ce n'est qu'en 1870 qu'il donna la description complète de sa méthode.

En 1868, M. J. Lucas-Championnière après un voyage à Glascow publiait dans son *journal de médecine et de chirurgie pratique*, le premier article qui parut en France sur ce mode de pansement. Cette méthode fut vulgarisée chez nous par MM. Jamain et Terrier et surtout par M. J. Lucas-Championnière dans son traité de chirurgie antiseptique.

Si, depuis son apparition, le pansement de Lister a été souvent modifié par les chirurgiens qui l'ont employé et par son auteur lui-même, la méthode antiseptique, elle, est restée, comme une conquête assurée de la chirurgie.

MÉTHODE ANTISEPTIQUE

Quand on emploie la méthode antiseptique, on se propose de détruire à l'aide de substances solubles tous les microbes qui peuvent se trouver (et se trouvent toujours en abondance) sur les instruments, les objets de pansement, sur les mains du chirurgien, enfin sur la peau ou la plaie du malade.

Les substances chimiques qui possèdent la propriété de détruire ainsi les germes qui arrivent à leur contact sont appelées **substances antiseptiques**.

Les substances antiseptiques les plus employées sont : **l'acide phénique** et le **sublimé**.

Le sublimé est un antiseptique plus énergique que l'acide phénique, mais il a le double inconvénient d'être un poison dangereux pour l'homme, et de détériorer très rapidement les instruments d'acier.

Il ne nous appartient pas de dire comment les chirurgiens utilisent la méthode antiseptique pendant les opérations (1).

Nous nous bornerons à donner le titre des solutions antiseptiques les plus employées.

Sublimé (Hg Cl) $\frac{1}{1000}$

Acide phénique $\begin{cases} \text{solution forte } \frac{1}{20}. \\ \text{solution faible } \frac{1}{40}. \end{cases}$

Malgré toutes les précautions employées dans cette méthode, on eut encore quelques insuccès, et l'on fut conduit à faire de nouvelle recherches, pour contrôler la valeur antiseptique des substances employées et reconnues comme telles.

Des nombreuses expériences faites dans ce but, il résulte que les substances dont nous venons de parler (sublimé, acide phénique), sont bien des antiseptiques, qu'elles sont bien des poisons qui tuent les microbes pathogènes à l'état adulte, mais qu'elles sont impuissantes cependant à tuer les spores de ces mêmes microbes et que si ces spores, qui ont ainsi échappé à l'action des antiseptiques, viennent à se trouver dans des conditions favorables, elles pourront germer et donner naissance à des microbes pathogènes adultes ; dès lors toutes les précautions prises avant l'opération n'auront servi à rien.

(1) Voir sur ce sujet :
Lucas-Championnière, *chirurgie antiseptique* 1880.
Terrier. *Pathol. chirurgicale générale*, T. 1er 1885.
M. Baudoin, *l'asepsie et l'antisepsie à l'hôpital Bichat* 1890.

Nous venons de voir que les antiseptiques sont des poisons pour les germes, ils le sont malheureusement aussi pour l'homme.

Pour ces différentes raisons on fut conduit à rechercher si l'on ne pouvait pas obtenir par des moyens différents un résultat plus complet et tuer à la fois les germes et leurs spores.

ASEPSIE

STÉRILISATION PAR LES AGENTS PHYSIQUES

C'est alors que l'on s'est adressé aux agents physiques et c'est à la chaleur que l'on a eu recours.

L'expérience a montré d'une façon très certaine, que la chaleur humide à 116° suffit pour tuer tous les germes et leurs spores. La chaleur sèche au contraire agit avec bien moins d'intensité et ce n'est qu'entre 140° et 180° que l'on peut, par ce second procédé, obtenir une stérilisation absolue.

La chaleur soit sèche, soit humide, est maintenant couramment employée pour stériliser les instruments et les objets de pansement et remplace avantageusement les bains de solutions antiseptiques.

C'est là une nouvelle méthode bien différente de la méthode antiseptique que nous avons sommairement indiquée.

Les avantages de l'asepsie sur l'antiseptie seraient les suivants :

1° Garantie plus grande contre l'infection puisqu'il y a stérilisation absolue de tous les objets par la chaleur.

2° Suppression ou tout au moins réduction au minimum de l'emploi des antiseptiques, et par suite atténuation des inconvénients qui leur sont propres. Abaissement du prix de revient des pansements.

Mais hâtons-nous de dire, sans pouvoir entrer dans les détails, que l'asepsie et l'antisepsie ne sont pas deux méthodes qui s'excluent l'une l'autre.

Il nous reste à voir par quels procédés on arrive, soit avec la chaleur sèche, soit avec la chaleur humide, à stériliser les instruments et les objets de pansement.

STÉRILISATION DES INSTRUMENTS

La méthode la plus simple qui est employée pour stériliser les instruments consiste à les maintenir pendant un certain temps dans de l'eau à 100° c'est-à-dire dans de l'eau bouillante. Malheureusement cette température de 100" n'est pas suffisante pour tuer les spores des microbes, et l'eau qui bout sous une pression normale n'assure pas une asepsie absolue. On a cherché il est vrai à tourner cette difficulté, sinon pour les instruments, du moins pour certains objets comme les fils de soie, les crins de Florence ; pour ce faire, on soumet les objets à des ébullitions successives (méthode de Tyndall) plus ou moins rapprochées. On se propose **ainsi de laisser germer les spores** qui ont survécu à la première ébullition et de les tuer par une seconde opération alors qu'elles se sont transformées en organismes adultes.

Mais on conçoit facilement combien cette méthode si rationnelle qu'elle puisse paraître théoriquement devient aléatoire dans la pratique et combien il est difficile de saisir le moment précis où toutes les spores sont développées.

L'eau, bouillant sous une pression normale, à une température de 100°, insuffisante pour la stérilisation absolue, on a été conduit à soumettre l'eau à une certaine pression avant de la porter à l'ébullition et on a employé, pour arriver à ce but, des autoclaves dans lesquels on introduisait les instruments. Même avec une faible pression (500 gr.) on obtient rapidement dans ces appareils une température suffisante pour stériliser sûrement tous les objets qui y sont contenus (il s'agit ici de chaleur humide). Nous ne décrirons pas ici l'autoclave, nous y reviendrons dans un instant, disons seulement que la vapeur d'eau sous pression n'est guère employée aujourd'hui pour stériliser les instruments ; l'autoclave offrait pour ces derniers un double inconvénient : le plus grave est d'oxyder rapidement les instruments d'acier, l'autre tient à ce que l'appareil n'est pas facilement transportable.

Mais, si l'eau bout à la pression normale quand sa température atteint 100°, il n'en est pas de même de tous les liquides, l'huile par exemple qui n'oxyde pas facilement l'acier bout à 328° (1), la glycérine à 200° ou 280°. Enfin la paraffine qui fond à 40° ne bout qu'à 300°. On a cherché à utiliser ces liquides dont le point d'ébullition est très élevé.

Le bain d'huile est encore employé, croyons nous, dans le service de M. Tripier de Lyon.

(1) Huile d'olives.

On a préconisé aussi un appareil qui permet de stériliser les instruments dans un bain de paraffine. Ces appareils sont passibles des mêmes reproches : ils ne permettent pas le transport facile des instruments et nécessitent des régulateurs délicats.

C'est à la chaleur sèche que l'on donne aujourd'hui la préférence pour la stérilisation des instruments. Toutefois, nous devons dire que l'on n'a pas encore déterminé d'une manière bien précise la température minima à laquelle les spores et les germes périssent dans la chaleur sèche.

Koch adopte la température de 140° maintenue pendant 3 heures. La Commission de Lyon dit qu'à 130° certains germes échappent à l'action de la chaleur sèche. Pour Salomonsen l'air sec doit être porté à 150°.

Une étuve à air sec très employée aujourd'hui pour la stérilisation des instruments est celle du Docteur Poupinel, dont nous donnons la gravure d'autre part (fig. 1) et qui a comme dimensions intérieures : largeur 0^{m}40, hauteur 0^{m}25, profondeur 0^{m}25. C'est une étuve en cuivre rouge à double parois, chauffée par un brûleur à gaz en forme de couronne, ou à défaut de gaz par un petit foyer au pétrole. Les produits de combustion de la flamme cheminent entre les deux parois ce qui permet d'utiliser au maximum toute la chaleur produite et d'arriver facilement à produire à l'intérieur de l'étuve une température de 180° à 200°. Une tablette divise l'étuve en deux étages.

Les instruments que l'on veut stériliser sont enfermés dans une boite de métal, (cuivre rouge nickelé ou nickel pur), que l'on introduit dans l'étuve. Un thermomètre donne la température intérieure de l'étuve. L'arrivée du gaz est réglée par un régulateur à vis de réglage.

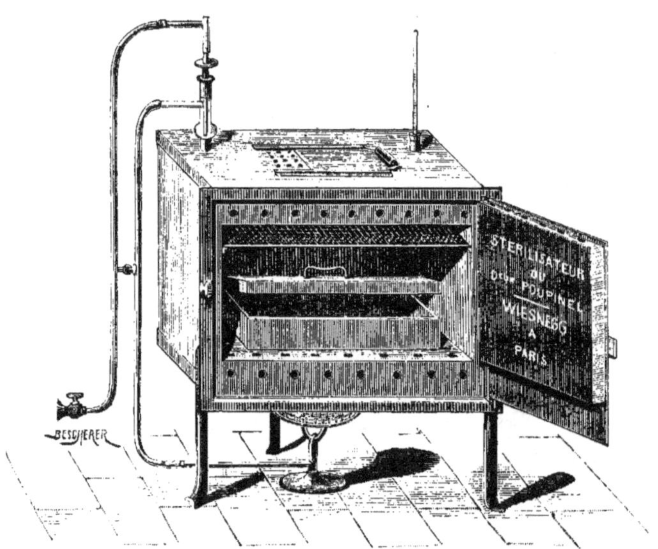

Fig. 1. — Etuve du Dr Poupinel

Voici la marche que M. Poupinel conseille de suivre pour stériliser les instruments avec son étuve.

« On commence par allumer le brûleur à gaz ou le foyer au pétrole disposé sous l'étuve. Pendant le temps nécessaire pour échauffer l'étuve, 5 à 10 minutes environ, on dispose les instruments dans la boite ou dans les tubes.

— 13 —

« Les instruments soigneusement lavés, essuyés avec un linge bien propre et passés à la peau pour conserver leur poli, sont placés à même la boite métallique ; il ne convient pas de mettre au fond de la boite une couche d'ouate ou d'en interposer entre les divers lits d'instruments : l'ouate serait en effet carbonisée et les intruments se trouveraient tout couverts de noir de fumée.

« Il vaut donc mieux mettre les instruments à même la boite. La boite garnie des instruments nécessaires est alors mise ouverte à l'étuve et exposée pendant quarante cinq minutes à la température de 180 - 200°. La boite ne doit pas être fermée car le couvercle s'opposerait à l'évaporation rapide de l'humidité qui peut être restée, malgré un essuyage soigneux, adhérente aux instruments, et ceux-ci se rouilleraient infailliblement.

« En même temps que la boite qui occupe l'étage inférieur de l'étuve, on placera à l'étage supérieur de celle-ci un morceau d'ouate de dimensions suffisantes pour servir de couvercle à la boite et on le chauffera en même temps que celle-ci. L'ouate sera quelque peu roussie, mais n'étant pas au contact des instruments, elle ne pourra pas, si elle se carbonise, les salir.

« Au bout du temps voulu d'exposition à la température de 180°, on procédera à la fermeture de la boite d'instruments. Pour cela on disposera au-dessus des instruments de l'ouate stérilisée en couche assez épaisse de façon à bien fermer la boite, puis on rabattra sur le tout le couvercle métallique et on laissera la boite et son contenu se refroidir dans l'étuve et en même temps que celle-ci. L'air qui pénétrera jusqu'aux instruments à travers les joints du couvercle sera donc seulement de l'air de l'étuve, de l'air stérilisé et devra

de plus filtrer à travers l'ouate. Ainsi stérilisés et renfermés à l'abri du contact des germes, les instruments pourront
attendre assez longtemps que l'on veuille s'en servir. »

Nous citerons encore comme étuve à stériliser les instruments l'étuve construite par la maison Adnet où la double
paroi est remplacée par une série de tubes en cuivre, on a
cherché à obtenir ainsi une température très uniforme dans
toute l'étuve.

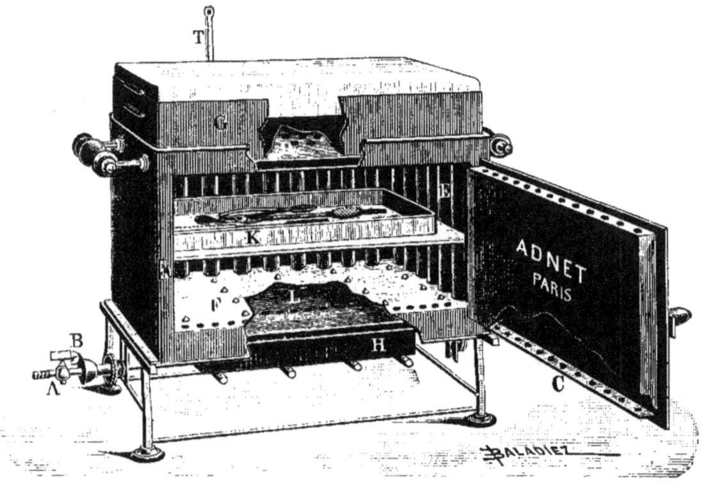

Fig. 2. — **Etuve Sèche Adnet**

Sur la demande de M. le docteur Quenu, qui a été le
promoteur de la méthode aseptique en France, M. Sorel a
fait construire pour le dispensaire Isaac Péreire, deux
appareils très ingénieux : une étuve à air sec pour la stérilisation des instruments et un stérilisateur muni d'une
trompe à eau qui permet de déssécher les objets de pansement préalablement stérilisés dans la vapeur d'eau sous
pression ; ces appareils sont assez intéressants pour que
nous en donnions la description.

1° Etuve de M. Sorel pour stériliser les instruments.

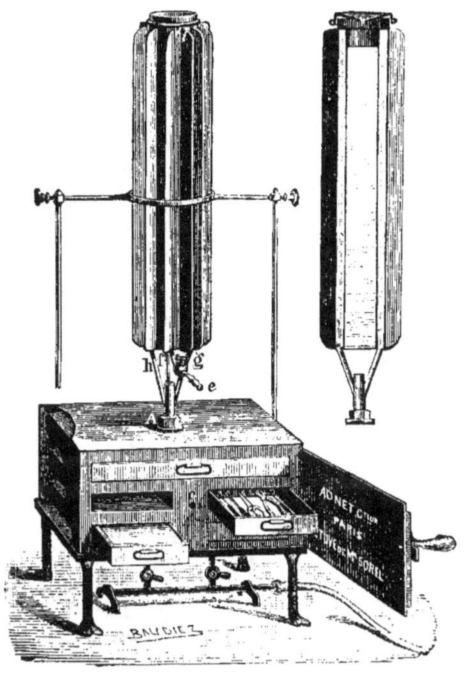

Fig. 3. — **Étuve Sorel,** *modèle de la fondation Isaac Péreire.*

« Les étuves à enveloppe d'air ordinairement employées, ne présentent pas toute garantie de sécurité au point de vue de la stérilisation, les différents points de l'étuve étant à des températures très inégales (près de 20° de différence) (Sorel). La nouvelle étuve de M. Sorel évite cet inconvénient en ce que les boites d'instruments sont enfermées chacune dans un compartiment spécial et en contact direct avec les parois chauffées. Le volume de chaque compartiment étant très petit et toutes les parois ayant la même température, le chirurgien est assuré qu'il a réellement porté à tous les points de l'étuve la température désirée. »

« Pour le chauffage on emploie le xylène dont les vapeurs circulant autour de toutes les parois viennent se condenser dans un réfrigérant de forme spéciale. L'étuve une fois garnie peut fonctionner un temps indéfini sans qu'il y ait lieu de renouveler le xylène. On chauffe au moyen d'un brûleur à gaz, remplacé au besoin par un brûleur à pétrole ou à alcool, avec lesquels on obtient un fonctionnement aussi régulier, puisque la température étant réglée par le point d'ébullition d'un liquide stable, il n'y a pas besoin de régulateur. »

2° Etuve de M. Sorel, pour stériliser et dessécher les pièces de pansement.

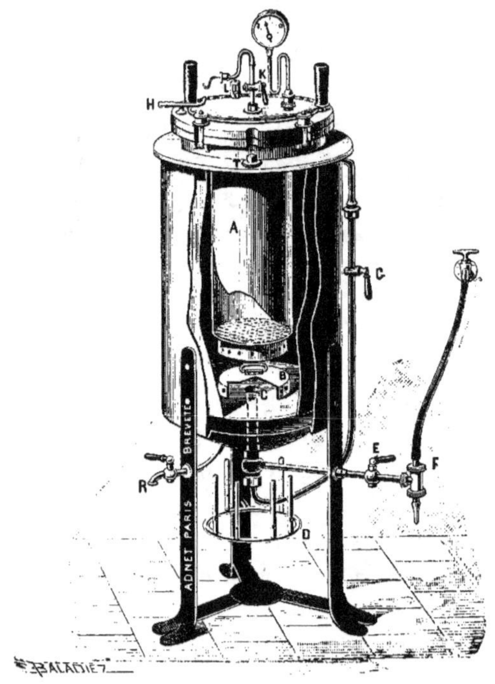

Fig. 4. — **Stérilisateur Sorel,** *modèle de la fondation Isaac Péreire,*

« Cet appareil présente le grand avantage de stériliser dans toutes ces parties et à la même température, l'ouate, les pansements et de les sécher complètement, ce qui n'a pas encore été réalisé jusqu'a ce jour, puisque deux appareils ont toujours été nécessaires pour ces opérations. »

L'appareil comprend une double paroi que l'on remplit d'eau au début de l'opération et qui communique avec le corps de l'appareil par un tube muni d'un robinet.

Ce robinet est ouvert pendant l'opération de la stérilisation et la vapeur d'eau sous pression qui se forme dans la double paroi pénètre dans le corps de l'étuve où se trouvent les objets à stériliser.

Une fois la stérilisation opérée on ferme le robinet de communication et l'eau contenue dans la double paroi maintient l'étuve à une température suffisante pour assurer l'évaporation de l'eau qui a pu se condenser dans les objets à stériliser.

Le séchage complet est assuré par une trompe à eau qui en faisant le vide dans l'intérieur fait distiller l'humidité fixée sur les fibres. Enfin, pour rétablir la pression normale, on introduit de l'air stérile par un tube de platine porté au rouge, de cette façon les opérations peuvent se succéder sans arrêt. »

Nous ne décrirons pas ici l'autoclave employé partout pour la stérilisation des compresses et autres objets de pansement. C'est l'autoclave ordinaire plus ou moins modifié par les différents constructeurs.

Nous mentionnerons cependant l'autoclave construit par la maison Adnet (fig. 5) et les autoclaves système Geneste et Herscher (fig. 6 et 7), qui sont très bien compris.

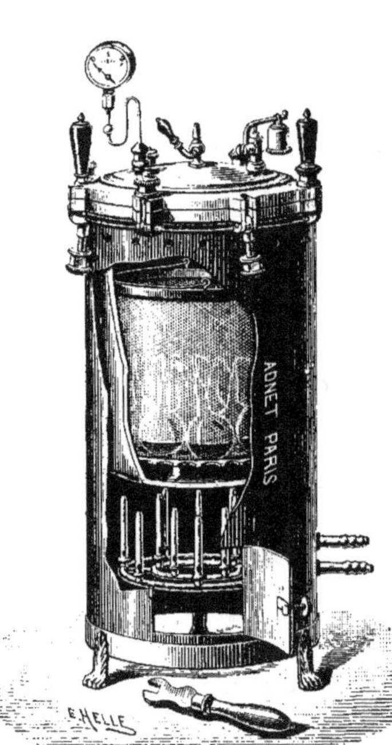

Fig. 5. — Autoclave Adnet.

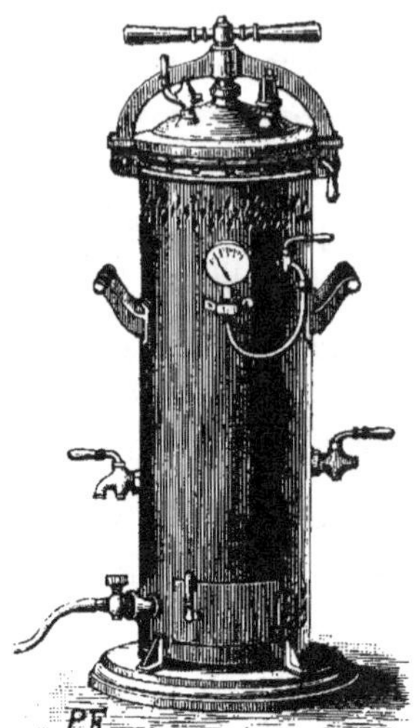

Fig. 6. — Type N° 1.
Autoclave Geneste et Herscher.

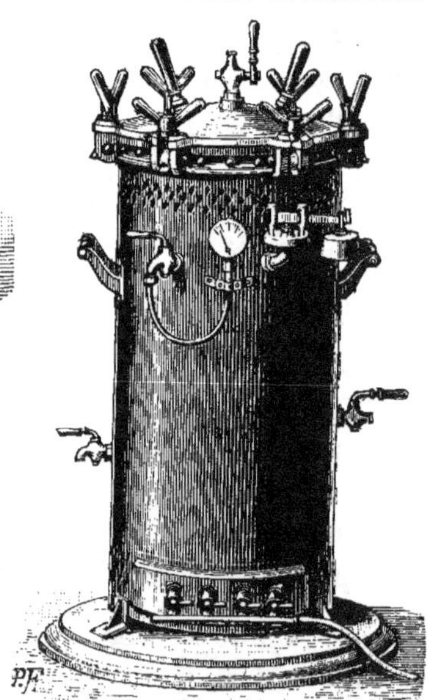

Fig. 7. — Type N° 3.
Autoclave Geneste et Herscher.

Ces derniers se font avec chauffage par lampe à gaz ou chauffage par lampe à alcool et même avec chaufage combiné à volonté au gaz ou à l'alcool.

Ils comprennent deux modèles courants composés l'un et l'autre, d'un cylindre en cuivre étamé avec couvercle hermétique et d'une enveloppe extérieure en tôle ajourée munie d'une porte pour l'allumuage et de poignées pour permettre le transport. Ils sont munis de robinets de niveau d'eau, de purge d'air et d'échappement ainsi que des appareils de sûreté règlementaires : manomêtre et soupape de sûreté.

Les deux modèles ne diffèrent que par la capacité du cylindre intérieur et par le mode de fermeture du couvercle qui se fait dans le plus petit modèle (fig. 6, type n° 1) par un étrier avec vis de serrage et dans le modèle supérieur (fig. 7, type n° 3) par des boulons de serrage à bascule.

CHAPITRE III

DÉSINFECTION DES MURAILLES

(Hôpitaux - Appartements - Navires)

DÉSINFECTION DES ECURIES, DES WAGONS A BESTIAUX, ETC.

La désinfection des murailles, si peu employée, et si mal faite, au moins jusque dans ces dernières années, est cependant d'une importance capitale.

Elle est le complément indispensable de la désinfection d'une pièce habitée par un malade atteint d'une maladie contagieuse, car les murs ne sont pas moins riches en microbes que les rideaux, que les objets de literie, que l'on n'hésite pas aujourd'hui à envoyer à l'étuve à désinfection.

C'est par centaines que l'on a compté les microbes qui se trouvent sur l'unité de surface des murs d'une chambre d'habitation, et encore dans une remarquable revue critique sur le sujet qui nous occupe, revue à laquelle nous ferons de nombreux emprunts, M. le professeur Duclaux a montré que les chiffres trouvés dans les expériences faites à ce sujet sont certainement trop faibles (1).

Ces microbes que l'on trouve sur les murs en si grande quantité, ne sont heureusement pas tous pathogènes pour

---

(1) Duclaux, *Revue critique*, in Ann. Inst. Pasteur T. VI n° 2.

l'homme, mais l'expérience a montré que ceux qui sont pathogènes pour nous s'y rencontraient aussi, et même en grand nombre après le séjour dans un appartement de malades atteints de maladies contagieuses.

C'est ainsi qu'on a pu recueillir sur les murs, le microbe de la pneumonie, le streptocope de l'érysipèle, le bacille de la tuberculose qui diffuse avec une très grande facilité dans les locaux habités par les phtisiques.

Le nombre des microbes qui se trouvent à la surface des murailles augmente très rapidement du plafond vers le plancher ; il n'y a que très peu de microbes sur les plafonds.

« C'est de tous ces éléments nocifs qu'une bonne désinfection du sol et des murailles doit réussir à nous protéger, non pas d'une façon absolue, car l'absolu n'est jamais réalisable, mais de façon à faire apprécier ses effets et à se concilier la faveur du public, qu'il ne craint rien tant qu'il n'a pas été échaudé, et qui craint tout ensuite. » (Duclaux).

Une bonne méthode de désinfection des locaux doit remplir les conditions suivantes :

1° Assurer l'intégrité absolue des parois et des matériaux qui les recouvrent, tentures, papiers

2° Etre inoffensive pour ceux qui viendront habiter l'appartement désinfecté.

3° Etre d'une application facile et peu coûteuse.

4° Etre efficace.

« Il est clair pourtant que la condition d'efficacité prime toutes les autres, et l'expérience peut seule nous renseigner à son sujet, sans entrer dans les détails de toutes celles qui ont été faites, on peut dire qu'elles ont éliminé du concours les fumigations au chlore et à l'acide sulfureux, qui sont toujours difficiles à appliquer et irrégulières dans leurs effets, parce que la dissémination du gaz antiseptique n'est pas assurée. Ces pratiques doivent être réservées à quelques cas spéciaux, où les irrégularités, où les anfractuosités du local sont telles, que les divers points n'en sont pas abordables. »

C'est donc aux liquides antiseptiques qu'il faut avoir recours pour la désinfection des murailles.

Parmi les liquides antiseptiques on a employé :

1° L'acide phénique à 5 %, mais l'acide phénique a une odeur très désagréable et très persistante. Il a en plus l'inconvénient de coûter cher, il coûte 20 fois plus cher que le sublimé.

2° Le lysol est plus actif que l'acide phénique, il peut remplacer l'acide phénique. La solution de Lysol à 3 % est aussi active que celle d'acide phénique à 5 % ; mais il a les mêmes inconvénients que ce dernier.

3° Le sublimé ou bichlorure de mercure est avec juste raison le seul employé aujourd'hui. Il remplit très bien, comme on le verra, les conditions que nous avons énoncées il y a un instant comme étant celles que doit présenter un bon antiseptique pour la désinfection des locaux.

1° Le sublimé laisse intactes les parois et les matériaux qui les recouvrent ; tentures, papiers, etc. Il faut faire exception cependant pour les papiers à très bon marché et de qualité tout à fait inférieure, dont la couleur se détrempe. Les papiers ordinaires non seulement ne sont pas altérés, mais paraissent après une immersion dans une solution de sublimé au $\frac{1}{1000}$ plus neufs qu'avant l'opération, leurs couleurs sont avivées (Richard).

Il en est de même pour les tentures, les étoffes. Les expériences faites par MM. Richard et Mezer ont montré que des échantillons de drap garance, immergés pendant 50 minutes dans une solution de sublimé au $\frac{1}{100}$ (solution bien plus concentrée que celle employée dans la désinfection) avaient après dessication exactement la même nuance que les échantillons témoins.

En résumé le sublimé laisse les parois intactes, le seul inconvénient qu'il présente c'est de noircir les dorures, ce qui en réalité importe peu.

2° Une question à laquelle il semblait moins facile de répondre qu'à la précédente, devait se présenter à l'esprit de ceux qui les premiers préconisèrent l'emploi du bichlorure de mercure pour la désinfection des murailles Pouvait-on impunément pulvériser dans un appartement une solution d'une substance aussi dangereuse, aussi toxique que le sublimé ; n'était-il pas à craindre qu'après la dessication l'atmosphère de la chambre chargée de sublimé à l'état de poussière impalpable devînt un poison qu'on ne devait impunément ni respirer ni avaler ?

L'expérience a montré qu'il n'en était rien. Les pulvérisations de sublimé ont été employées maintes fois pour la désinfection des baraques de l'hôpital Alexandre à Saint-Pétersbourg. A Messine, pendant la dernière épidémie de choléra, on a employé 400 kilos de sublimé sans avoir d'accident.

A la Louisiane on a désinfecté des navires à raison de 26 kilos de sublimé par navire, et à Turin on a désinfecté avec la même substance des logements qui dès le lendemain recevaient de nouveaux locataires. Dans aucun de ces cas il n'est survenu d'empoisonnement.

On peut du reste neutraliser le sublimé qui reste sur les parois en opérant de la façon suivante (1) :

On fait après dessication de la solution antiseptique une seconde pulvérisation avec une solution de carbonate de soude à $\frac{1}{100}$, il se forme alors une poudre insoluble d'oxychlorure de mercure que l'on enlève en époussetant ou en brassant les tentures. Ce procédé n'a pas prévalu, c'est une précaution inutile.

Il ressort en effet, d'expériences faites à Berlin par Guttmann et Merke, que 15 jours après une pulvérisation bien faite, on ne retrouve plus de sublimé sur les murs des appartements désinfectés.

3° L'application de cette méthode se fait très simplement avec les appareils à pulvérisation dont on dispose.

4° Elle est la plus efficace, car le sublimé est le plus énergique des antiseptiques connus aujourd'hui.

La marche à suivre pour la désinfection des appartements est la suivante :

1° Enlever de l'appartement tout ce qui doit être envoyé à l'étuve de désinfection, et réunir au milieu de la pièce les autres objets.

2° Laisser la pièce fermée pendant 24 à 48 heures, temps nécessaire pour que les germes en suspension dans l'air puissent se déposer sur les parois.

(1) Vinay, L'Asepsie. J. Baillières, 1890.

3° Baigner le plancher avec une solution de sublimé de façon à ce que tout ce qui peut tomber des parois, vienne immédiatement au contact du liquide antiseptique. On pulvérise alors la solution sur les murailles jusqu'au moment où l'on voit le liquide se réunir en gouttelettes à la surface des papiers ou des tentures. Terminer par le plafond.

Il est bon, surtout pendant que l'on pulvérise au plafond, de se garantir par un masque des gouttes de sublimé qui peuvent tomber dans les yeux.

A quel titre doit-on employer la solution de sublimé ? La solution au $\frac{4}{1000}$ est un peu faible ; c'est la solution à $\frac{3}{1000}$ qu'il est préférable d'employer quand on désinfecte une pièce encore en assez bon état et dont le sol est fait soit en plancher de bois ciré ou verni, soit en briques vitrifiées, ciment ou asphalte.

Si le local est en très mauvais état et si le sol est fait en briques ordinaires très absorbantes on emploiera une solution à $\frac{7}{1000}$ ou $\frac{8}{1000}$.

APPAREILS

Employés dans la Désinfection des Murailles et des Parois

PULVÉRISATEURS A LEVIER

(Système Geneste et Herscher)

Ces appareils se composent de deux récipients superposés et communiquant entre eux par un tube ; le récipient inférieur muni d'un robinet spécial de remplissage contient en marche normale la solution désinfectante, le récipient

supérieur communique avec le refoulement d'une petite
pompe à air mue par un levier, l'air ainsi comprimé communique sa pression au liquide par le tube de communication.

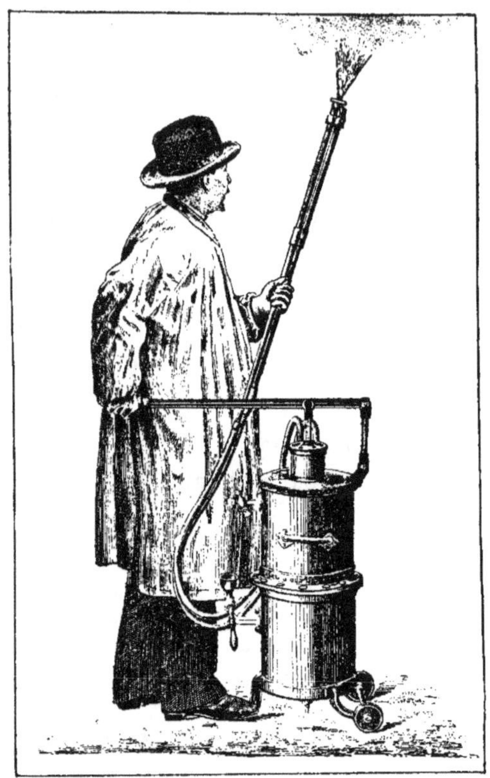

Fig. 8.

Appareil à désinfecter par pulvérisation de liquide antiseptique

A la partie supérieure sont deux robinets permettant la
prise du liquide et celle de l'air qui sont conduits par deux
tubes en caoutchouc à l'extrémité d'une lance permettant

d'obtenir un jet nébuleux suffisamment fort pour pénétrer dans les tissus et les fentes des parois.

La petite pompe ne pompant que de l'air ne peut être corrodée par le liquide employé et toutes les parties susceptibles d'être en contact avec le liquide sont construites en nickel ou en ebonitoïde.

Ces appareils sont destinés à détruire, par la pulvérisation de liquides antiseptiques, tous les germes ou micro-organismes pathogènes, pouvant exister en cas de maladies transmissibles, sur les murs et le sol des habitations, écoles, salles d'hôpitaux, casernes; sur les parois des navires, des voitures affectés au transport des malades, des blessés et des voyageurs, ainsi que dans les écuries, les étables, etc.; micro-organismes qui rendent dangereux le séjour ou la fréquentation de ces locaux.

La désinfection effectuée par ces appareils est réalisée par l'action de jets pulvérisés humectant les parois et même les tentures, sans les détériorer.

L'emploi de solutions antiseptiques exige des précautions toutes particulières, si on ne veut pas appauvrir ou dénaturer les solutions, ni détériorer les appareils.

Ces pulvérisateurs sont spécialement établis pour employer un agent supérieur entre tous, le sublimé, qui appliqué en solution pulvérisée à la dose de 1/4 pour 1000 doit être préféré parmi tous les désinfectants.

Ce procédé ne détériore pas les objets traités. Toutefois, pour que rien n'échappe à la désinfection, il est utile que la solution soit un peu acidulée.

D'autres motifs encore ont fait adopter comme agent antiseptique le composé qui comporte le nom de **Chlorol-Marye** (1).

Les Pulvérisateurs Geneste et Herscher se font sur plusieurs types appropriés aux divers usages auxquels ils sont destinés.

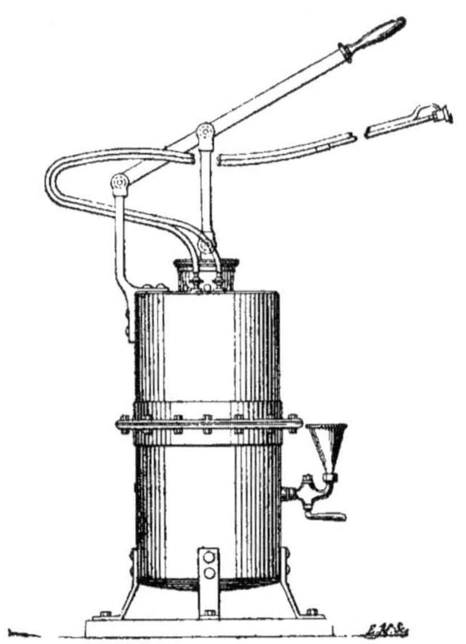

Fig. 9. — **Pulvérisateur N° 1.**

(1) Le **Chlorol-Marye** est une solution acidulée de bichlorure de mercure additionnée de sulfate de cuivre. Ce dernier agent donne au Chlorol-Marye d'énergiques propriétés vomitives qui rendent impossible l'absorption accidentelle du liquide. On fourni, sur demande, des flacons de Chloro-Marye de manière à donner une solution au 1/4 de millimètre en versant le contenu d'un de ces flacons dans 12 litres d'eau, volume réservé à cet effet dans les types courants de Pulvérisateurs à Désinfection (n°⁵ 1, 6, 11).

Le Pulvérisateur, type n° 1, est un appareil léger monté sur socle en bois, pouvant être transporté et manœuvré par un seul homme.

C'est ce type d'appareil qui est ordinairement employé pour accompagner l'étuve à désinfecteur locomobile : il est alors fixé par une courroie derrière le siège du cocher.

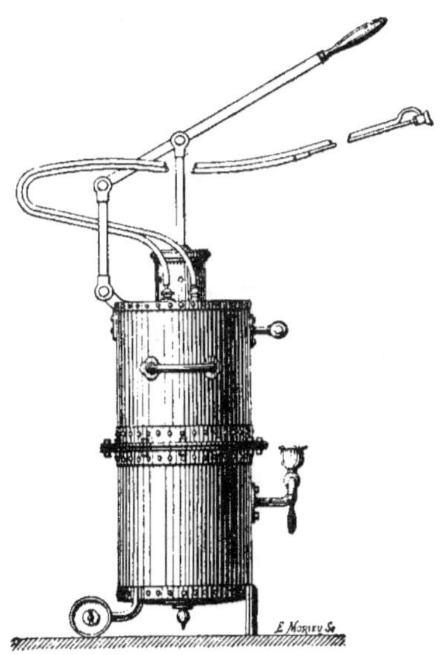

Fig. 10. — **Pulvérisateur type N° 6.**

Le Pulvérisateur n° 6 est également un appareil léger, mais monté sur deux galets de roulement et pédale d'arrêt, avec poignée spéciale de traction, poignées pour transport, il est généralement employé pour la désinfection des murs des habitations particulières, les Casernes, Hôpitaux, Asiles, Écoles, etc.

L'appareil n° 11 est monté sur brouette à deux roues, il est spécialement employé pour la désinfection des murs, des écuries, des parois de navires, des voitures servant au transport des malades et des blessés, des wagons de voyageurs, etc.

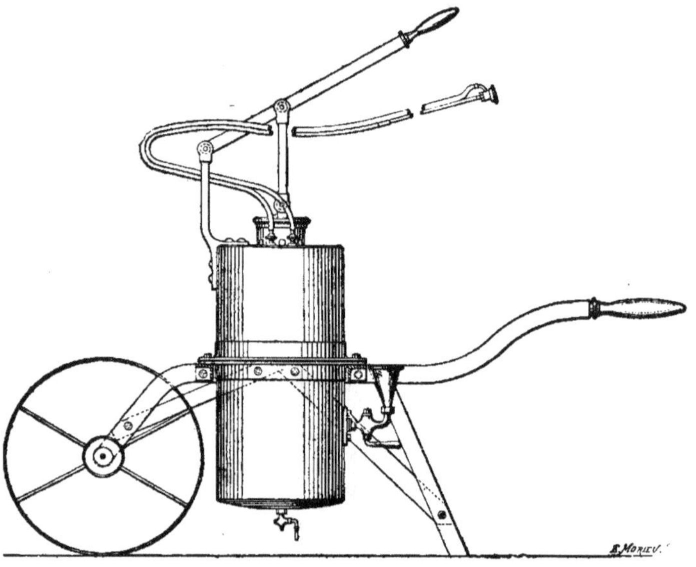

Fig. 11. — **Pulvérisateur type N° 11**

En dehors de ces types courants il se construit des pulvérisateurs grand modèle avec lance d'une longueur totale de 4ᵐ90, pour la désinfection des locaux à plafonds élevés et parois développées tels que casernes, hôpitaux, écoles, écuries, etc.

La lance de ces appareils est composée d'un tube en laiton traversé par l'air soufflé et d'un tube en caoutchouc pour le passage du liquide antiseptique ; le tout et très léger et soutenu par une armature en bois.

INSTRUCTION SUR LE FONCTIONNEMENT

DES APPAREILS A DÉSINFECTION PAR PULVÉRISATION

On ouvre les deux robinets supérieurs, puis le robinet de l'entonnoir *(le robinet de vidange étant fermé).* On introduit par l'entonnoir la solution antiseptique et l'on ferme tous les robinets. On fait alors fonctionner la pompe en donnant une vingtaine de coups de piston.

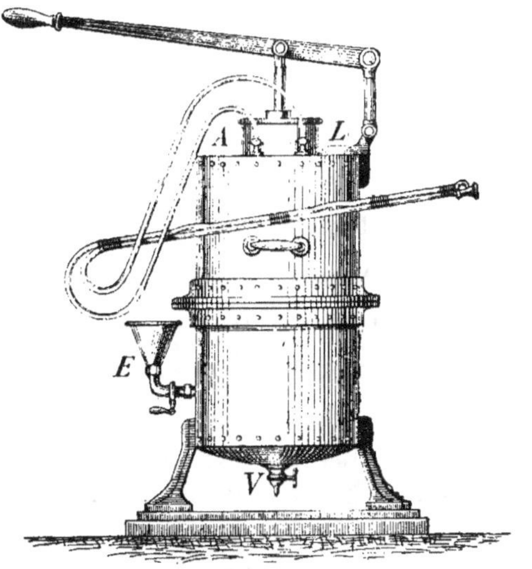

Fig. 12.

On ouvre ensuite les deux robinets supérieurs ; aussitôt le jet nébuleux s'échappe du pulvérisateur ; on dirige ce jet sur les surfaces à désinfecter, de façon à les humecter bien complètement et bien uniformément.

On tient le pulvérisateur d'une main et de l'autre main on fait fonctionner la pompe de temps en temps pour maintenir la pression.

Quand l'opération est terminée et que la pompe doit rester pendant un certain temps sans servir, on vide par le robinet de vidange le liquide qui reste et on le remplace par de l'eau; puis on fait marcher l'appareil avec l'eau pour laver toutes les parties et on vide à nouveau.

Observations. — Avoir bien soin que le robinet L côté du liquide de la pompe soit relié au tuyau de caoutchouc latéral (caoutchouc rouge) du pulvérisateur et le robinet d'air au tuyau de caoutchouc axial (caoutchouc gris) du pulvérisateur.

Lorsque le piston de la pompe ne fonctionne pas bien, le graisser avec du suif.

APPAREILS A DÉSINFECTER ET NETTOYER
les Wagons à Bestiaux,
le Matériel des Marchés, Abattoirs, etc.

Pour compléter l'étude des appareils à désinfecter par pulvérisation d'un liquide antiseptique nous mentionnerons un très intéressant appareil pour la désinfection des wagons à bestiaux du à MM. Geneste et Herscher et qui opère par l'action simultanée d'un jet d'eau bouillante sous pression et d'une solution antiseptique.

Le problème si considérable et si important au point de vue de l'alimentation générale, du transport des bestiaux préoccupe depuis longtemps les pouvoirs publics.

Une des grandes difficultés à vaincre est de combattre les maladies qui atteignent si gravement les bestiaux transportés dans les wagons des chemins de fer.

La désinfection de ces wagons présente dans la pratique des difficultés auxquelles le procédé Geneste et Herscher répond entièrement. Ces difficultés sont de différents ordres, car chaque opération doit être efficace, pratique et sûre, rapide, économique et sans inconvénient pour le matériel soumis à l'opération.

Le problème se complique de ce que les wagons à bestiaux sont salis sur les parois par des matières visqueuses, adhérentes, très difficile à enlever et qui recèlent les organismes de transmission des maladies à détruire.

On voit que le problème est double ; il faut à la fois nettoyer et désinfecter. Or, aucun des procédés usités ne donne satisfaction à l'ensemble des conditions à remplis. La vapeur d'eau est absolument inefficace, les agents chimiques ne le sont pas plus et, en outre détériorent le matériel. L'eau bouillante est elle-même tout à fait insuffisante.

Avec l'appareil que nous allons décrire, une petite quantité d'eau bouillante projetée simultanément avec un mélange antiseptique remplit toutes les conditions désirées.

L'appareil se compose de trois éléments essentiels :

1° Une chaudière à vapeur légère, à vaporisation rapide, servant à l'alimentation des jets d'eau bouillante ;

2° Un réservoir de solution antiseptique, laquelle solution est projeté en mélange continu avec le jet d'eau bouillante ;

3° Une lance spéciale, placée à l'extrémité d'un tuyau en caoutchouc, permettant d'atteindre énergiquement toutes les parties des parois à nettoyer et à désinfecter.

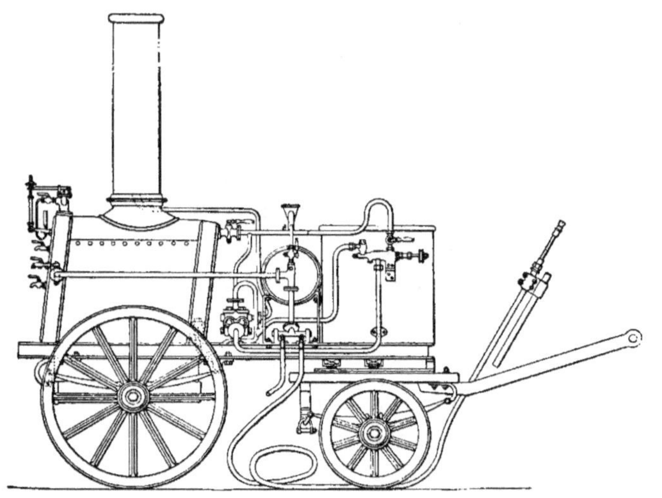

Fig. 13. — **Appareil pour la désinfection des wagons à bestiaux.**

Des expériences précises ont montré que à quelques centimètres de l'extrémité de la lance, la température du jet est supérieure à 100 degrès. Cette température est donc tout à fait propre à stériliser les matières septiques que contiennent les parois, et toutefois elle n'est pas assez forte pour endommager le matériel, d'autant plus qu'avec le système de mélange employé, la durée de la projection d'eau bouillante est réduite au minimum.

La pratique a aussi indiqué que le nettoyage et la désinfection se font d'autant mieux et d'autant plus vite lorsqu'on prend tout d'abord la précaution de faire effectuer un premier et rapide lavage superficiel à l'eau froide, par les hommes ordinairement chargés du balayage habituel et préalable des wagons à bestiaux.

La chaudière est suffisante pour alimenter quatre lances, ce qui permet de faire quatre opérations simultanées. Le tout est monté sur un chariot très léger à quatre roues, et assez maniable pour que deux hommes puissent déplacer entièrement l'appareil.

La durée nécessaire pour désinfecter un wagon à bestiaux est de 15 à 20 minutes. On voit qu'un seul appareil permet de faire le nettoyage de douze à seize wagons à l'heure.

Dans ces conditions, même à raison seulement de douze wagons à l'heure, et en tenant compte de la dépense de combustible qui est de 4 kilogr. par heure et par lance, le prix de revient total du nettoyage d'un wagon est sensiblement moins couteux que lorsque cette opération est faite à la brosse par des équipes de nettoyeurs.

L'économie d'argent s'ajoute donc elle-même à l'économie de temps, ainsi que tous les autres avantages déjà indiqués en faveur de ce procédé.

Ce même appareil se construit également pour deux lances seulement.

CHAPITRE IV

DÉSINFECTION

**des Vêtements — des Linges — des Objets de Literie
des Chiffons — des Objets de campement, etc.**

Depuis longtemps les savants et hygiènistes ont entamé la lutte contre la propagation des affections infectieuses.

On a commencé par isoler les malades dans les pavillons dits d'isolement, système pratiqué très en grand (1) et avec succès en Angleterre.

De tous temps on a imposé aux navires l'usage des quarantaines, d'où sont venus les lazarets.

Mais ces mesures seraient incomplètes si on ne possédait pas des moyens énergiques et certains de désinfecter non seulement les locaux où les malades ont séjourné, mais encore tout ce qui a touché ou servi aux malades : les vêtements, le linge de corps, la literie, en un mot tout ce qui est supposé perméable et qui, en contact plus ou moins immédiat avec le malade, a pu s'imprégner de sécrétions morbides ou de déjections et recevoir ainsi à l'état de micro-organismes des germes infectieux qui ne tarderons pas à faire de nouvelles victimes, s'ils ne sont pas détruits.

(1) Voir à ce sujet le savant ouvrage du docteur Aug. Lutaud et Walter Douglas-Hogg. (J.-B. Baillière).

C'est ainsi que se propagent la variole, la scarlatine, la diphthérie, la fièvre typhoïde, le choléra, etc., etc. (1).

C'est pour opérer cette destruction certaine de tous les microbes pathogènes qu'ont été créées les Étuves de désinfection que nous allons décrire.

Ces Étuves sont maintenant entrées complétement dans le domaine de la pratique.

La ville de Paris met gratuitement à la disposition du public des étuves de désinfection à vapeur sous pression.

Tous les intéressés peuvent demander une désinfection soit pendant le cours d'une maladie, soit après sa terminaison. Aucun certificat, aucune justification d'aucune espèce n'est demandée.

Il suffit de formuler une demande, soit oralement, soit par lettre, soit par télégramme, soit par téléphone.

La Préfecture de police a créé depuis 1888 un service de désinfection dans la banlieue au moyen d'Étuves locomobiles à vapeur sous pression.

Ce service comprenait en 1892 treize étuves avec pulvérisateur, une dans chaque chef-lieu de canton (2).

La plupart des grandes villes sont maintenant pourvues de stations de désinfection.

La ville de Rouen entre autres, qui avait devancé la capitale dans cette voie humanitaire par l'application des

(1) Voir : Instruction sur la prophylaxie des maladies contagieuses, publication ordonnée par le Conseil municipal de Paris, sur le rapport de M. Thuillier, au nom de la Commission sanitaire dans la séance du 22 juillet 1892.

(2) Rapport de MM. les Médecins inspecteurs Dubief et Thoinot sur le service de désinfection dans la banlieue (août 1892).

premières étuves à air chaud a maintenant un matériel complet de désinfection par la vapeur sous pression, comprenant Etuves et Laveuse-désinfectueuse.

Au Mont-de-Piété, on désinfecte la literie mise en gage.

Dans les grands établissements hospitaliers on développe l'installation d'appareils de stérilisation.

Dans les Asiles de nuit, refuges, partout où il y a une agglomération humaine et par conséquent un foyer possible d'épidémie on introduit les appareils de désinfection.

Enfin sur l'initiative des conseils généraux, les communes seront successivement pourvues d'étuves soit fixes soit locomobiles.

Il est permis d'espérer que cette marche en avant, que ces progrès réalisés chaque jour, permettront d'avancer davantage dans le pays de l'inconnu, de diminuer les chances d'épidémie, d'augmenter les moyens de protection, de les rendre plus efficaces encore, de trouver ainsi le moyen d'enrayer la marche des maladies contagieuses qui désolent encore l'humanité.

ÉTUVES A DÉSINFECTION

Dans le principe, on employait uniquement la chaleur sèche ; mais depuis, des expériences très complètes faites à Berlin par MM. les docteurs Robert Kock, Gustave Wolffhügel, Gaffky et Lœffler, on démontré que la chaleur sèche ne suffisait pas et qu'il fallait avoir recours à une désinfection par la chaleur sèche et la chaleur humide combinées.

On modifia les étuves, on appliqua des saturateurs d'eau pour humidifier l'air, on lança même des jets de vapeur surchauffée dans l'étuve, afin d'obtenir l'effet combiné des deux genres de chaleur. Les étuves ainsi modifiées donnèrent certainement de meilleurs résultats, mais on devait se heurter à une difficulté nouvelle.

On s'aperçut bientôt que, si dans ces étuves, les thermomètres indiquaient bien une température humide largement suffisante pour la destruction certaine de tous les microbes pathogènes, cette chaleur ne pénétrait pas dans l'intérieur des objets de literie, notamment des matelas, couvertures roulées, oreillers, etc. On constata que la température exigée n'était pas obtenue, qu'il y avait même parfois des écarts assez considérables et qu'en somme la désinfection n'était pas suffisamment complète.

Ce fait n'a rien de surprenant: les objets de literie se composant essentiellement de matières plutôt isolantes que conductrices de la chaleur, laquelle n'a par elle-même aucune force de convection, il s'ensuit fatalement que, même à la suite d'une exposition prolongée dans une étuve, les objets contaminés n'étaient qu'imparfaitement pénétrés, aucune force, aucun agent ne forçant la chaleur humide à pénétrer les matières soumises à la désinfection.

Cette pénétration des objets par la chaleur humide a été réalisée par des moyens mécaniques (étuve du Dr Stéphane Leduc) et par l'action de la vapeur sous pression. C'est ce dernier mode qui est maintenant le plus employé.

Nous allons donc passer en revue les différents genres d'Etuves en mentionnant à titre documentaire l'étuve à chaleur sèche et en nous étendant plus longuement sur les étuves par voie humide.

DÉSINFECTION PAR LA CHALEUR SÈCHE

Comme nous venons de le dire on a commencé par désinfecter par la chaleur sèche.

Ci-contre un dessin d'une étuve par la chaleur sèche.

La chaleur était produite soit par le gaz brûlant sur des rampes spéciales, soit par la vapeur circulant dans des tuyaux à ailettes tapissant les parois intérieures de l'étuve, soit par une cloche ordinaire, soit enfin par des foyers à étages. Chacun de ces modes de chauffage avait ses avantages particuliers suivant les applications.

Il y eu un certain nombre d'installations de ces étuves à air chaud qui rendirent à ce moment des services appréciables.

Mais, d'autre part, comme nous l'expliquons plus haut, il fut reconnu expérimentalement que la chaleur sèche ne suffisait pas pour détruire certains microbes.

Nous n'avons pas à entrer ici dans tous les détails de ces intéressantes expériences, ni à reproduire les discussions nombreuses qui ont eu lieu à ce sujet à la Société d'hygiène et qu'on pourra lire dans la Revue d'hygiène.

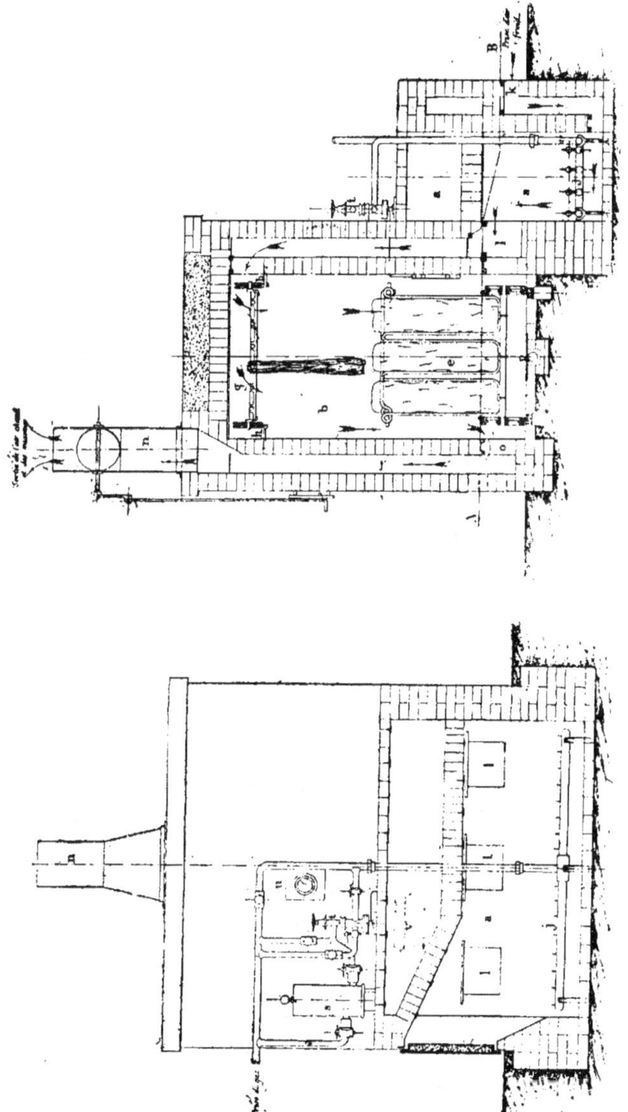

Fig. 14. — Etuve de désinfection à air chaud chauffée par le gaz

ÉTUVE PAR FILTRATION FORCÉE
D'AIR CHAUD ET DE VAPEUR D'EAU

Système b. s. g. d. g.

DU DOCTEUR STÉPHANE LEDUC ET FERNAND DEHAITRE

Cette étuve est un type d'appareil intermédiaire entre l'étuve par voie sèche et l'étuve par voie humide où l'air chaud et la vapeur d'eau sont forcés par un agent mécanique de pénétrer dans toutes les parties des objets à désinfecter ; des expériences minutieuses l'ont démontré.

Il existe un certain nombre d'installations de ces étuves qui donnent les meilleurs résultats et malgré la faveur que rencontrent les étuves à vapeur sous pression, ce système d'étuve n'est certes pas à dédaigner, il est d'ailleurs d'une efficacité indiscutable.

DESCRIPTION

L'étuve proprement dite est constituée par une double paroi en tôle dont le vide est garni en matière isolante formant enveloppe calorifuge ; deux portes à deux vantaux permettent l'entrée et la sortie du chariot recevant les matelas ou les objets à désinfecter ; ce chariot roule sur des rails.

L'étuve est chauffée intérieurement par une batterie de tuyaux à ailettes recevant la vapeur. Un tuyau spécial fournit la vapeur nécessaire à la filtration, ainsi qu'il sera indiqué plus loin.

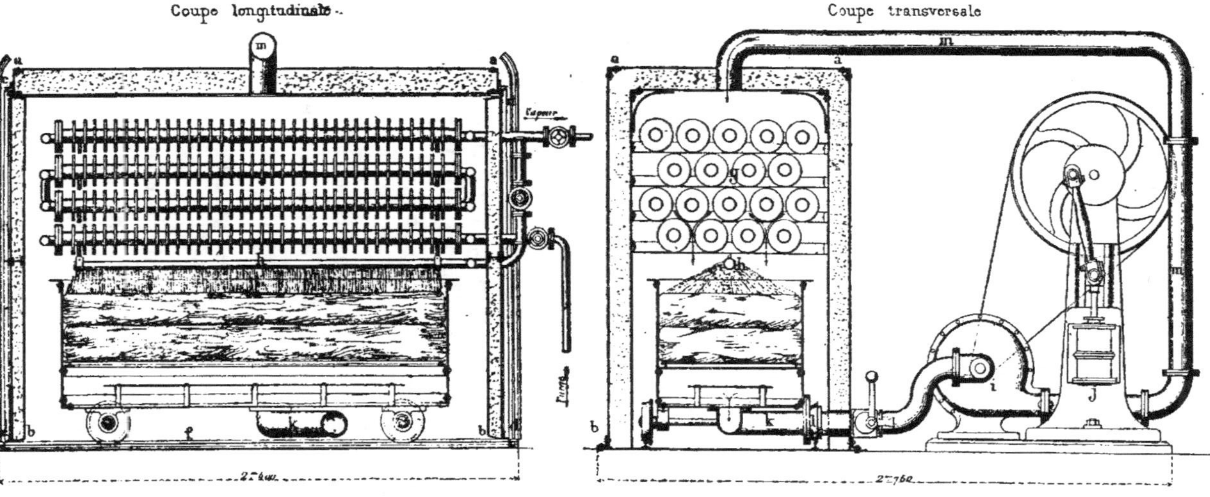

Fig. 15. — **Etuve par filtration forcée d'air chaud et de vapeur d'eau**
Système b. s. g. d. g. du docteur Stéphane Leduc et Fernand Dehaitre

En dehors de l'étuve sont placés, sur un socle, un aspirateur et un petit moteur à vapeur pour actionner cet aspirateur qui est lui-même relié à la partie inférieure du chariot au moyen d'une tuyauterie spéciale possédant un joint d'accouplement instantané.

L'agencement de ces pièces étant bien compris, il est facile de saisir la marche fort simple de l'ensemble de l'appareil. On entre les objets à l'intérieur de l'étuve en y roulant le chariot qui les reçoit. On ferme les portes qui sont comme le reste de l'étuve à enveloppe calorifuge.

FONCTIONNEMENT

La vapeur ayant été préalablement mise dans les tuyaux à ailettes le chauffage de l'intérieur de l'étuve a eu lieu, il ne reste plus qu'à ouvrir le robinet du tuyau qui fournit la vapeur en saturant l'air de l'étuve, ce qui ne produit aucune condensation, eu égard à la température de cet air.

On met alors en marche l'aspirateur à l'aide du petit moteur ; cet aspirateur agit, au moyen d'une tubulure d'aspiration, à la partie inférieure du chariot mobile contenant les objets à désinfecter ; il en résulte que le mélange d'air chaud et de vapeur ambiant est forcé de traverser *intimement tous les points* des objets à désinfecter, et les porte à une température très voisine de celle qu'il possède et qui peut atteindre 120° et même plus.

Le même aspirateur refoule ensuite le mélange par le tuyau à la partie supérieure de l'étuve ou après s'être réchauffé à nouveau et pourvu d'une nouvelle quantité de vapeur, ce mélange circule autant de fois qu'on le jugera nécessaire au travers des matelas.

Quelques minutes suffisent pour faire fondre du soufre placé dans des tubes de verre bien bourrés à l'intérieur du matelas, c'est-à-dire pour élever la température du matelas à plus de 116°, température de fusion du soufre contenu dans les tubes d'expérience.

Le matelas, ou autre objet soumis à la désinfection, ne présente pas de traces de condensation de vapeur.

DÉSINFECTION PAR VOIE HUMIDE

Les appareils opérant par voie humide comprennent :

1° Les cuves de trempage assurant la stérilisation par immersion dans l'eau portée à l'ébullition.

2° Les étuves à vapeur libre sans pression.

3° Les étuves à vapeur sous pression les plus couram·ment employée à l'époque actuelle.

Chacun de ces appareils répond à des besoins spéciaux et se prête par des différences dans le prix d'achat à toutes les exigences budgétaires des établissements hospitaliers et autres.

Nous allons passer en revue ces différents appareils dans l'ordre de leur importance et nous mettrons ainsi à même les établissements hospitaliers, les communes, etc., de choisir l'appareil le plus en rapport avec leurs besoins et leurs ressources.

CUVES A DÉSINFECTION

PAR TREMPAGE DE 100 DEGRÉS

Système GENESTE et HERSCHER, breveté s. g. d. g.

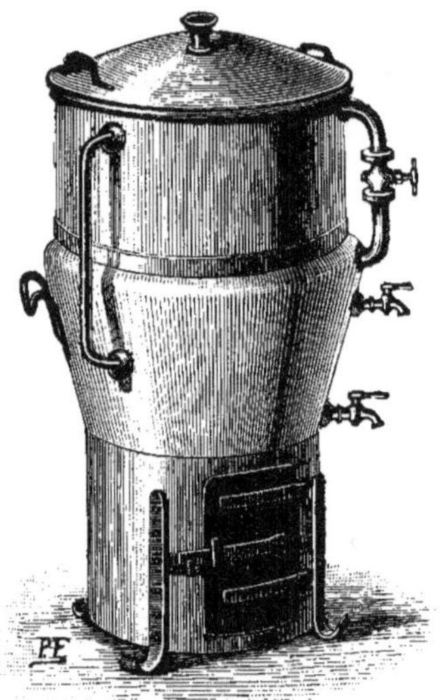

Fig. 16. — **Cuves à désinfection.**

Ces appareils d'un prix peu élevé, permettant d'obtenir par immersion dans une solution alcaline bouillante, la désinfection parfaite des draps, serviettes et tous linges contaminés.

Ils s'appliquent également bien à la désinfection de tous les objets capables de supporter l'action de l'eau chaude.

DESCRIPTION DE L'APPAREIL

La désinfection par immersion dans une solution alcaline n'est assurée que si cette solution est au moins à la température de 100 degrés, c'est-à-dire que si elle est bouillante; cette condition est absolument nécessaire et les opérations de désinfection ne peuvent présenter de certitude que si l'appareil qui sert à les réaliser est incapable de fonctionner à toute température inférieure à 100°. C'est ce que réalise absolument la **Cuve à Désinfection par Trempage à 100°.**

Elle présente cette **garantie nécessaire** de ne pouvoir fonctionner qu'autant que la température a atteint au moins 100° et s'y maintient.

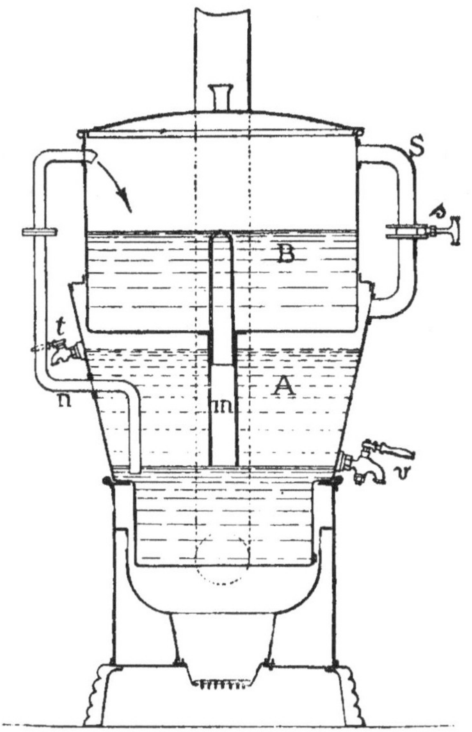

L'appareil se compose d'une cuve à deux compartiments : **A** est la chaudière, **B** le bac servant à la désinfection. Deux tubes **m** et **n** réunissent les deux compartiments et plongent dans la chaudière à des niveaux différents. Un troisième tuyau **S** muni d'une valve **s** sert à faire échapper la vapeur produite dans la chaudière par l'ébullition, ou au contraire, quand la valve est fermée, à empêcher l'échappement de cette vapeur. L'appareil comporte en outre un robinet de jauje **t**, un robinet de vidange **v** un couvercle et enfin un fourneau en fonte qui sert de support à tout l'ensemble.

Lorsque l'eau, mise dans la chaudière jusqu'au robinet de jauge **t**, est en ébullition, si l'on vient à fermer la valve **s**, cette eau, poussée par sa propre vapeur, s'élève dans le bac supérieur jusqu'à ce que le niveau dans la chaudière ait atteint le bas du tube **m**. A ce moment, comme l'autre tube **n** plonge encore dans le liquide inférieur, il se produit, par l'effet de l'ébullition, une circulation **continue** : l'eau de la chaudière, en contact avec le feu, s'élève dans le tube **n** et se déverse dans le bac **B**, pendant qu'au fur et à mesure l'eau du bac redescend dans la chaudière par le tube central **m**. On a ainsi au bout de très peu d'instants, la même température dans le bac supérieur et dans le fond de la chaudière. Cette température est de 100° si l'on n'emploie que de l'eau pure ; elle dépasse 100° si l'on fait usage, ce qui est préférable, d'une solution alcaline (carbonate de soude ou de potasse).

IL SE FAIT DEUX TYPES DE CES APPAREILS :

TYPES	DIMENSIONS DU BAC SUPÉRIEUR	
	DIAMÈTRE	HAUTEUR
J K	**0^m 600**	**0^m 450**
J O	**0^m 800**	**0^m 600**

INSTRUCTION

SUR LE MODE D'EMPLOI DE LA CUVE A DÉSINFECTION

Remplir d'eau la chaudière jusqu'au niveau du robinet de jauge. *(Cette eau se verse dans le bac B, en tenant la valve s ouverte.)*

Chauffer jusqu'à ébullition, la valve **s** toujours ouverte.

Mettre dans le bac **B** la quantité de carbonate de soude nécessaire.

Lorsque l'eau est en ébullition, la faire monter en fermant la valve **s,** pour dissoudre le carbonate ; cette dissolution faite, rouvrir la valve pour faire redescendre le liquide.

— L'appareil est alors prêt à fonctionner.

Placer le linge déplié dans le bac supérieur **B,** autour du tube central perforé, sans trop le tasser, et n'en mettre que jusqu'au milieu environ de la hauteur.

Fermer la valve pour faire monter le liquide et laisser bouillir franchement pendant 15 minutes.

Ouvrir la valve pour faire redescendre le liquide.

Enlever le linge désinfecté avec un crochet en bois ou en fer galvanisé.

Ajouter alors la quantité d'eau nécessaire pour que le niveau atteigne toujours bien le robinet de jauge et recommencer une nouvelle désinfection, et ainsi de suite.

OBSERVATIONS

Lorsque les opérations de la journée sont finies, il faut avoir soin de vider l'appareil par le robinet de vidange. On achève de le vider en le penchant après l'avoir soulevé en dehors du fourneau.

Pour bien faire redescendre le liquide, après chaque opération, il est bon, après avoir ouvert la valve **s**, d'ouvrir aussi la porte du foyer et de fermer un peu la clef de la cheminée, afin de calmer l'activité de l'ébullition. Au contraire pour faire la désinfection, il faut activer le feu en fermant la porte et ouvrant la clef en grand.

Pendant la désinfection, avoir soin de toujours mettre le couvercle sur la cuve pour éviter les projections d'eau en dehors; ne l'enlever qu'après l'ouverture de la valve **s**, quand le liquide est redescendu.

Quantités de Carbonate de soude à employer :

Pour l'appareil **JK** . . . **2 kilogs**

— — **JO** . . . **3 kilogs**

ÉTUVE DÉMONTABLE A VAPEUR LIBRE

Du Docteur GIBIER

A côté des grands appareils de protection contre la propagation des maladies épidémiques que nous décrivons plus loin et qui présentent un ensemble complet de défense, il y a quelques appareils de second plan qui peuvent rendre d'importants services, et dont le prix modeste a facilité l'emploi.

Nous n'entrerons pas ici dans la discussion des théories, des principes sur lesquels ces appareils reposent. Nous avons cru devoir mentionner l'étuve Gibier qui a déjà rendu des services appréciés comme on le verra par les références données plus loin que son prix modeste met à la portée de tous les petits établissements : asiles de nuit, refuges, dépôts de mendicité, etc.

Cette petite étuve est basée sur ce fait que l'on ne connait pas encore de microbe pathogène (c'est-à-dire engendrant une maladie) qui résiste pendant dix minutes non pas seulement à 100° mais même à 80° C. de chaleur humide (1).

Elle comprend un fourneau pouvant se chauffer au bois ou au charbon ou au gaz, surmonté d'une bassine dans laquelle est portée à l'ébullition l'eau fournissant la vapeur désinfectante. Puis le corps proprement dit de l'étuve composé de viroles cylindriques superposées et assemblées par des boulons articulés.

(1) Nous rappelons encore que nous ne discutons pas cette assertion.

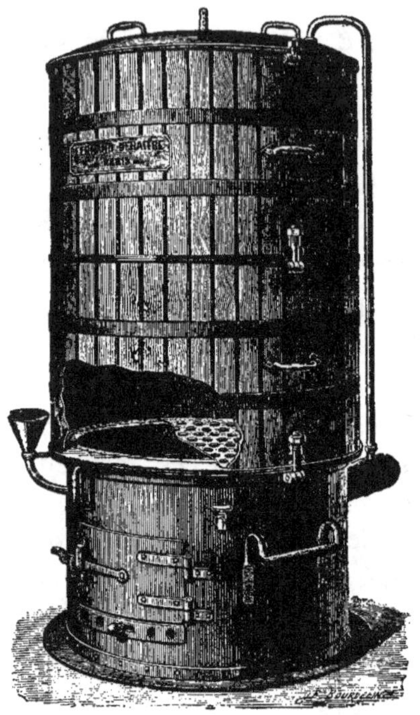

Fig. 17.

Etuve démontable et transportable (b. s. g. d. g.) du Dr Gibier.

Ce corps est surmonté d'un couvercle avec poignée de manœuvre et tubulure pour placer le thermomètre qui servira à contrôler la température intérieure.

A l'intérieur, une plaque perforée placée au-dessus de la bassine supporte les objets à désinfecter. L'étuve tient peu de place se démonte rapidement en trois tronçons facilement transportables et pouvant passer par les portes, corridors, etc., pour être remontés en quelques minutes sur le lieu même où se fera l'opération de la désinfection.

INSTRUCTION

POUR EMPLOYER L'ÉTUVE A DÉSINFECTION

du Docteur Paul GIBIER

1° L'opération de la désinfection doit se faire à l'intérieur d'un local tenu clos par les temps froids.

Ce local devra être muni de cordes tendues et de quelques bancs ou tréteaux pour étendre les effets après leur sortie de l'étuve. La température de la chambre où se fait l'opération se trouve élevée par le chauffage même de l'étuve et le séchage des objets humectés par la vapeur se trouve ainsi facilité.

2° *Manière de chauffer l'étuve.* — Après avoir rempli d'eau la bassine placée au-dessus du foyer, on allume le feu qui devra être assez vif pour amener une production rapide et abondante de vapeur.

Pendant que l'eau chauffe, on introduit dans l'étuve les objets à désinfecter. Suivant la quantité et le volume de ces objets, on monte deux ou trois segments de l'appareil, puis on place le couvercle. Le tout est fixé à l'aide des boulons à bascule et fermé hermétiquement au moyen des joints en corde que l'on mouille au préalable.

3° Comme il se produit — surtout en hiver — toujours un peu de condensation de la vapeur dans la partie supérieure de la chambre à désinfection, il est bon de recouvrir les objets précieux et les matelas avec un morceau de toile quelconque.

4° A partir du moment où la vapeur commence à sortir en jet par le tube placé sur le couvercle de l'appareil, on chauffe pendant une demi-heure ou trois quarts d'heure s'il s'agit de désinfecter des objets souillés par des malades atteints de maladies contagieuses malignes.

5° L'opération terminée, on enlève le couvercle avec précaution pour éviter les brûlures par la vapeur. Après avoir attendu quelques instants, on enlève les effets de l'intérieur de l'étuve, et on les étend sur des cordes, des bancs ou des tréteaux (pour les matelas).

6° Il est indispensable d'éviter aux effets désinfectés le contact des objets qui ont pu être touchés par eux avant l'opération de la désinfection.

Voici les références dont nous parlions plus haut page 51, et qui sont intéressantes à mentionner. On verra que les services rendus s'ils ne peuvent se comparer à ceux donnés par les étuves à vapeur sous pression, sont cependant appréciables et méritent l'attention.

VILLE DE PARIS

REFUGE DE NUIT MUNICIPAL

31, rue de la Bûcherie, 31

A Monsieur le Docteur Paul GIBIER.

MONSIEUR LE DOCTEUR,

En réponse aux renseignements que vous me demandez au sujet de votre appareil, j'ai l'honneur de vous adresser une copie d'une lettre que j'ai écrite à Monsieur le Directeur des Affaires Municipales en réponse à une demande du même genre qu'il m'avait faite.

MONSIEUR LE DIRECTEUR DES AFFAIRES MUNICIPALES,

Vous m'avez demandé des renseignements au sujet de l'appareil à désinfection de M. le Dr Paul Gibier. J'ai l'honneur de vous faire savoir que cet appareil, qui fonctionne à l'asile de nuit de la rue de la Bûcherie depuis le mois de juillet 1886 jusqu'à ce jour soit environ neuf mois, nous a donné les résultats les plus satisfaisants.

Permettez-moi de vous rappeler que j'ai mis cet appareil à l'essai sur l'avis de la 8e Commission du Conseil Municipal, à la suite de l'insuffisance du soufroir servant à désinfecter les effets de l'asile.

La désinfection par l'étuve de M. le Dr Paul Gibier l'emporte de beaucoup sur le mode de désinfection par le soufre qui ne détruit pas la vermine, détériore les vêtements, les fait changer de couleur, leur communique ainsi qu'aux effets de literie une odeur persistante qui incommode les admis au refuge. Les vêtements et objets de literie passés à l'étuve de désinfection ne subissent aucune altération et sont complètement débarrassés de la vermine et des microbes.

Les expériences communiquées par M. le Dr Gibier à l'Académie de Médecine démontrent l'efficacité de son appareil contre les microbes, pour ma part, j'ai pu constater qu'au bout d'une demi-heure d'ébullition des parasites que j'avais enfermés dans une boite en carton placée au centre de quinze couvertures étaient complètement détruits.

Au point de vue du chauffage, cet appareil est très-économique, il nécessite une très petite quantité de charbon de terre ou de bois. Son maniement est très simple, je l'ai fait fonctionner par les surveillants de l'Asile. Depuis que je me sers de cet appareil, j'ai pu économiser environ 1000 kilos de soufre à raison de 35 fr. les 100 kilos.

Je n'ai qu'une seule observation à présenter au sujet de l'appareil à désinfection que j'ai expérimenté : étant un un appareil d'essai, ses dimensions sont conséquemment restreintes. Je désirerais voir l'asile posséder un appareil d'un plus grand modèle comme ceux que M. le Dr Paul Gibier fait fabriquer en ce moment.

Tels sont, Monsieur le Docteur, les renseignements que j'ai à vous donner sur l'appareil de M. le Dr Paul Gibier.

Telle est, Monsieur le Docteur, la copie de la lettre adressée à Monsieur le Directeur des Affaires Municipales que j'avais à vous communiquer.

Veuillez agréer, Monsieur le Docteur, l'assurance de ma considération distinguée.

Signature illisible.

Directeur du Refuge de Nuit Municipal de la rue de la Bûcherie.

Paris, le 4 mai 1887.

L'Etuve Gibier est également employée depuis de nombreuses années à l'asile de nuit de la rue Laghouat où on peut la voir fonctionner tous les jours. Nous citerons encore les Hospices de Meaux, la Municipalité de St-Quentin, etc., comme utilisant cet intéressant appareil.

ÉTUVE A DÉSINFECTION ET A STÉRILISATION
AVEC OU SANS PRESSION A CHAUDIÈRE DIRECTE ET A CAPACITÉ VARIABLE
(Système b. s. g. d. g.)

Cette étuve est d'un type analogue à la précédente mais est caractérisée par l'emploi facultatif de la vapeur sous pression tandis que l'étuve du Dr Gibier ne fonctionne qu'à vapeur libre.

Les appareils à désinfection sous pression sont en général lourds et encombrants et nécessitent une assez grande quantité de vapeur produite par une chaudière indépendante.

Pour des établissements de peu d'importance ou pour des cas spéciaux où l'on peut avoir besoin de déplacer fréquemment l'étuve, il est intéressant d'avoir une étuve pouvant produire elle-même la vapeur et la chaleur nécessaires à son fonctionnement et composée d'un ensemble de pièces indépendantes ayant chacune un poids propre très restreint.

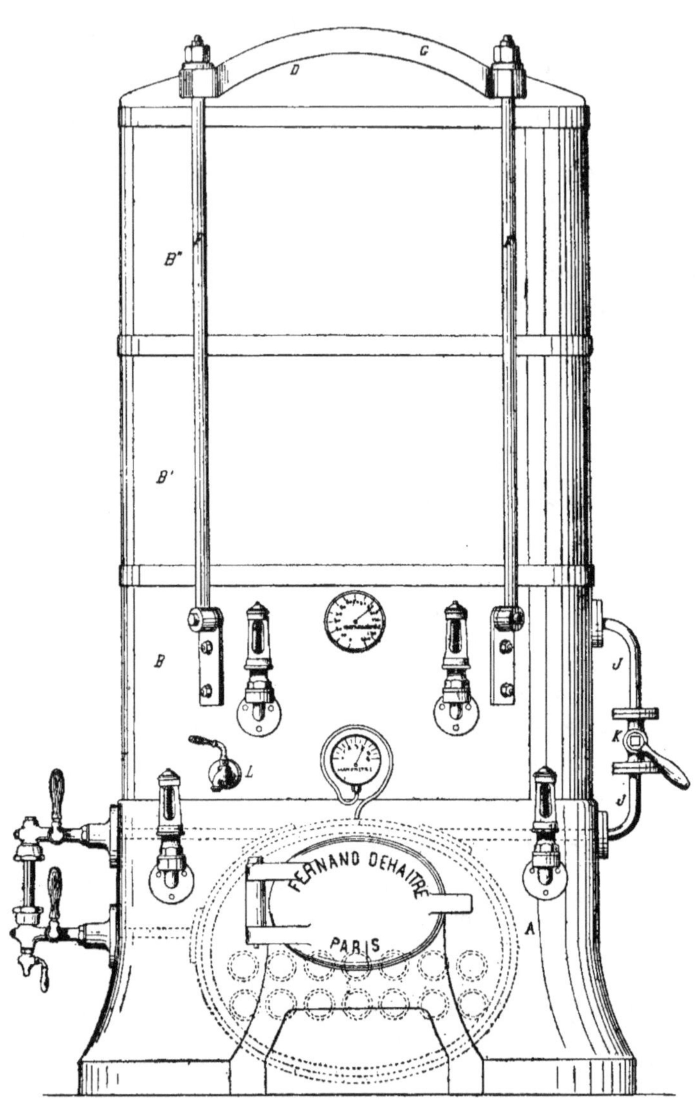

Etuve à désinfection et à stérilisation.

N. B. — *Voir ci-contre la description de l'Étuve.*

C'est ce que réalise la disposition d'appareil figurée ci-contre.

L'étuve se compose de viroles cylindriques BBB montées sur un socle A à l'intérieur duquel est établie une petite chaudière à vapeur munie de son foyer et de tous ses appareils de sûreté. (1)

Les viroles superposées forment joint au moyen d'un caoutchouc disposé dans une rainure ménagée sur le bord supérieur de chacune d'elles, et l'étanchéité est assurée par le serrage des boulons F.

Suivant l'importance et le volume des objets à désinfecter, on peut n'employer qu'une seule ou deux viroles, et par suite diminuer d'autant la capacité dans laquelle devra s'établir la pression pour la stérilisation.

La désinfection sans pression s'obtient à volonté dans le même appareil en réglant l'ouverture du robinet K de façon qu'aucune pression ne puisse s'établir dans l'étuve et qu'elle ne se remplisse que de vapeur humide.

Le système de construction de cet appareil permet de monter une étuve fixe de ce genre à n'importe quel étage et de pouvoir la transporter facilement d'un emplacement à un autre même par des passages étroits.

La même étuve montée sur roues peut être déplacée facilement d'un endroit à un autre par l'effort d'un seul homme.

L'Étuve est de dimensions suffisantes pour recevoir à la fois une literie ordinaire de lit d'hôpital.

---

(1) Dans les dernières étuves construites, la chaudière est indépendante et placée sur le côté de l'étuve, ce qui rend le démontage plus facile.

ÉTUVES A VAPEUR SOUS PRESSION

ÉTUVE A DÉSINFECTION
PAR LA VAPEUR SOUS PRESSION NOUVEAU MODÈLE

Avec fermeture perfectionnée (B. S. G. D. G.) et enveloppe de chauffage

Avec cette étuve, nous entrons dans la série des étuves à vapeur sous pression. C'est le type adopté presqu'officiellement, c'est celui actuellement le plus répandu et que nous croyons devoir recommander d'une façon générale. Il a été sanctionné par des expériences nombreuses faites par les hygiénistes les plus distingués.

Ce nouveau modèle d'étuve à vapeur sous pression a été spécialement étudié pour réaliser un type d'appareil simplifié et perfectionné, offrant toutes garanties comme fonctionnement.

Le chauffage se fait par une double enveloppe en tôle dans laquelle on introduit la vapeur. Cette construction est analogue à celle de certains cylindres d'apprêts, et dégageant entièrement la partie cylindrique intérieure de l'étuve permet d'y introduire facilement les objets à désinfecter. — L'enveloppe calorifuge se compose d'un feutre épais recouvert d'une tôle vernie absolument unie, ne présentant aucune rainure, aucune fente comme les enveloppes en bois.

Cette étuve possède aussi un nouveau modèle de portes à fermeture spéciale, manœuvrée par un seul volant, cette disposition brevetée présente plus de sécurité que tout autre système, tous les verrous étant fermés d'un seul coup, on ne peut commettre aucun oubli, la manœuvre est aussi plus

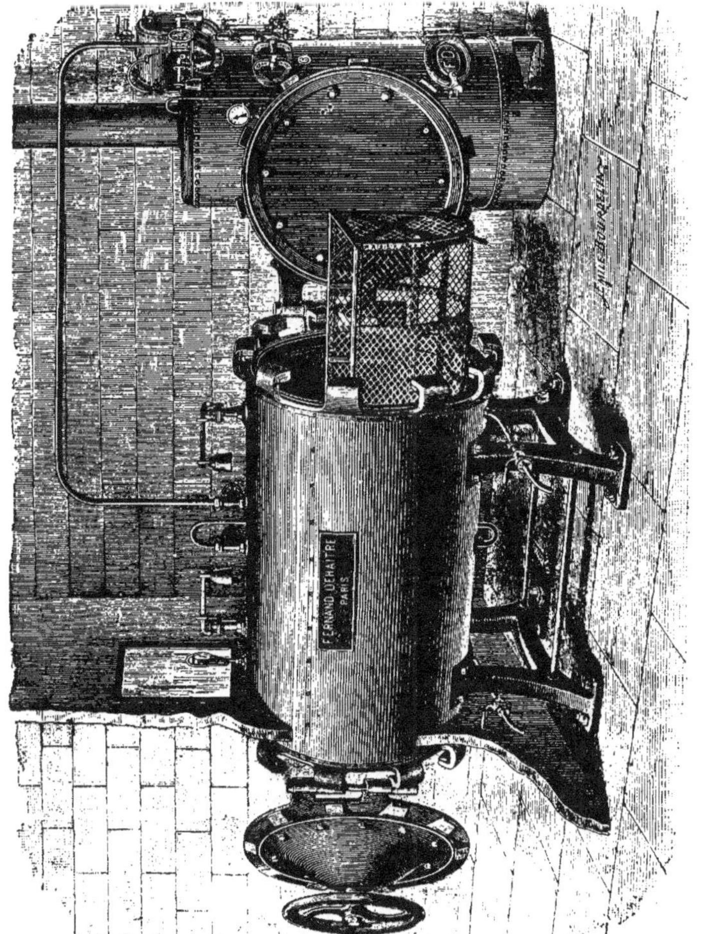

Fig. 18. — Etuve à vapeur sous pression nouveau modèle.

rapide (1). Le corps intérieur mesure 0^m,800 de diamètre et 1^m,600 de longueur entre portes.

Cette étuve entièrement métallique, plus légère que les suivantes et d'un prix moindre, convient tout particulièrement aux installations de moyenne importance, aux compagnies de chemin de fer, compagnies de navigation, ambulances, dispensaires, stations thermales, etc.

Elle est adoptée par l'administration des chemins de fer de l'Etat Belge, qui en a actuellement huit en fonction dans différentes stations de son réseau, par l'hôpital International du Dr Péan, à Paris, par l'hospice des Enfants tuberculeux d'Ormesson, les hospices de Flers de l'Orne, de Provins, etc.

INSTRUCTIONS

POUR LA CONDUITE DE L'ÉTUVE A DÉSINFECTION

par l'action directe de la vapeur sous pression
nouveau modèle

I. — Chauffer l'étuve préalablement. Pour cela, fermer la porte de l'étuve en serrant le volant, ouvrir le robinet d'arrivée de vapeur correspondant à la double enveloppe, après avoir eu soin d'ouvrir le robinet de purge correspondant pour permettre à l'air de s'échapper.

II. — Lorsque l'étuve est bien chaude et que le thermomètre placé sur la porte marque environ 60 à 70°, ouvrir la

(1) Pendant l'impression de cet ouvrage de nouveaux perfectionnements ont été apportés à cette étuve, notamment dans le mode de roulement du chariot et dans les portes qui ne peuvent manœuvrer que séparément de sorte qu'une porte se trouve fermée quand l'autre est ouverte.

porte, tourner la poignée du berceau de 90°, la laisser tomber puis tirer à soi le berceau qui roule sur le sol et reste à la hauteur nécessaire.

III. — Charger dans le berceau les objets à désinfecter : couvertures, matelas, vêtements, etc., les disposer **par** couches en évitant autant que possible les plis multipliés.

IV. — Repousser le berceau, lever la poignée verticalement, la tourner de 90° et achever de pousser le berceau. Fermer la porte et serrer fortement au moyen du volant.

V. — Ouvrir le robinet de vapeur communiquant avec l'intérieur de l'étuve, après avoir eu soin d'ouvrir le robinet de purge inférieur pour permettre à l'air de s'échapper. Lorsque la vapeur sort bien humide et bien chaude par le robinet de purge, régler celui-ci de façon qu'il ne laisse écouler que l'eau de condensation et régler le robinet d'arrivée de vapeur dans la double enveloppe de manière que la pression indiquée au manomètre soit $0^k,5$ environ.

VI. — L'opération de la désinfection doit durer 15 minutes; elle commence au moment où, après avoir ouvert le robinet de vapeur communiquant à l'intérieur de l'étuve, l'aiguille du manomètre marque $0^k,5$ environ. Maintenir la pression de $0^k,5$ environ pendant 5 minutes, fermer le robinet d'introduction de vapeur à l'intérieur de l'étuve (l'arrivée de vapeur dans la double enveloppe restant toujours ouverte) et ouvrir en grand le robinet de purge correspondant.

Quand la vapeur est évacuée, ouvrir le robinet de vapeur communiquant à l'intérieur de l'étuve, régler le robinet de purge pour l'évacuation de l'eau sans perte de vapeur et régler le robinet de vapeur de la double enveloppe pour que le manomètre indique une pression de $0^k,5$ environ.

Maintenir cette pression au manomètre pendant tout le temps nécessaire pour compléter les 15 minutes indispensables pour une désinfection complète.

Après ces 15 minutes, fermer le robinet d'introduction de vapeur à l'intérieur de l'étuve (celui de la double enveloppe restant toujours ouvert) et ouvrir en grand le robinet purgeur correspondant.

Quand la vapeur est entièrement évacuée (ce dont on peut s'assurer en soulevant légèrement la soupape de sûreté correspondant à l'intérieur de l'étuve), l'opération de la désinfection est terminée.

VII. — Ouvrir la porte, sortir le berceau, le décharger, le recharger et recommencer l'opération comme ci-dessus.

VIII. — Quand on cesse d'employer l'étuve, fermer l'arrivée de vapeur dans la double enveloppe et ouvrir en grand le robinet de purge correspondant.

OBSERVATIONS IMPORTANTES

A. — Ne jamais oublier d'ouvrir en grand le robinet de purge correspondant à l'intérieur de l'étuve, toutes les fois que la porte de l'étuve a été ouverte.

B. — Ne jamais mettre dans l'étuve d'objets en cuir, en peau ou des fourrures.

C. — Pour sécher les objets désinfectés, les étendre simplement à l'air libre pendant quelques minutes.

ÉTUVES A DÉSINFECTION

PAR L'ACTION DIRECTE DE LA VAPEUR SOUS PRESSION

Système GENESTE ET HERSCHER (B. S. G. D. G.)

L'étuve à vapeur sous pression système Geneste et Herscher est maintenant communément employée dans les stations publiques de désinfection, grands hôpitaux, lazarets, etc.

L'Etuve proprement dite est essentiellement formée d'un corps cylindrique en tôle de fer, monté sur un socle rectangulaire également en tôle, aux extrémités duquel sont rivées deux fortes cornières en fonte avec échancrures et oreillons disposés pour recevoir les axes de boulons articulés et portant deux saillies traversées par les axes des charnières des portes ; les portes sont en tôle emboutie renforcée par un cercle en fer plat avec échancrures correspondantes à celles de la cornière sus mentionnée dans lesquelles viennent se loger les boulons de serrage ; la fermeture étanche est obtenue au moyen d'une couronne en caoutchouc logée dans une rainure de la cornière et que vient serrer un boudin en fer demi-rond rivé sur la porte, côté intérieur ; le serrage suffisant est obtenu très facilement par les boulons articulés dont les écrous sont munis de manettes.

A l'intérieur sont deux rails fixés sur le corps de l'étuve et supportant un chariot mobile qui peut sortir de l'étuve sur des voies extérieures fixes à rails articulés pour faciliter

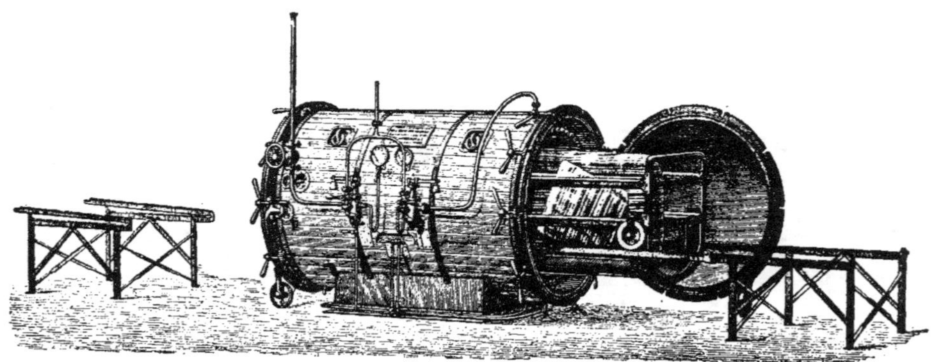

Fig. 19. — Etuve à vapeur sous pression, système Geneste et Herscher

l'ouverture des portes et rendre la manœuvre rapide, les deux portes et les deux voies extérieures permettant de charger et de décharger facilement le chariot dans les salles distinctes évitant ainsi toute promiscuité entre les objets avant et après désinfection ainsi que leur manipulation par un personnel différent.

Ce chariot d'une construction légère et solide est formé de fers en U et cornières cintrés, suivant la forme intérieure de l'étuve ; il est porté par 4 roues en fonte maintenues par des chapes en fer. Les parties susceptibles d'être en contact avec les objets sont garnies de cuivre jaune étamé ainsi que les claies mobiles permettant de disposer dans le dit chariot les matelas de champ, et les vêtements, couvertures, etc., avec le moins de plis possible ; enfin un grillage en fil de laiton étamé, empêche tout contact avec le fond et les parois de l'appareil. Des batteries de chauffe additionnelles formées de tubes en fer mandrinés dans des boites en fonte sont destinées à chauffer l'étuve avant l'introduction des objets, de façon à empêcher la condensation de la vapeur dans une étuve froide et éviter ainsi les tâches que pourraient produire ces gouttelettes d'eau, et dans le but d'y remédier complétement, un écran en cuivre étamé protège le chariot contre cet inconvénient dans le cas où l'on aurait omis de chauffer préalablement l'étuve; ces batteries servent également à sécher les objets dans l'étuve même après désinfection, lorsque l'emplacement dont on dispose, ou la température ne permettent pas de le faire extérieurement et à l'air libre.

L'introduction de vapeur servant à la désinfection dans l'étuve même, se fait par une rampe en cuivre percée de trous, placée derrière un écran spécial protégeant le chariot contre le jet direct de la vapeur.

Un tuyau partant de la partie inférieure du cylindre et aboutissant à un robinet spécial, permet d'évacuer complètement l'air de l'appareil, la vapeur plus légère se rendant immédiatement à la partie supérieure et n'atteignant le bas que lorsque l'air est complètement purgé.

Des *purgeurs* d'eau condensée, distincts pour les batteries de chauffe et pour le corps même de l'étuve, permettent de rejeter ces eaux au dehors.

A l'extérieur l'étuve est recouverte d'une enveloppe isolante en bois évitant tout refroidissement.

La robinetterie de manœuvre est placée sur le devant et se compose pour chaque service *(Désinfection. Chauffage)*, d'une boite de séparation d'eau et de vapeur, recevant la vapeur réglée au moyen d'un robinet et sur laquelle un manomètre et une soupape permettent de connaitre et de ne pas dépasser la pression déterminée qui doit régner dans l'étuve ou dans les batteries où elle est conduite au moyen d'une tuyauterie spéciale ; les deux bouteilles communiquent à une arrivée unique de vapeur venant d'un générateur quelconque pouvant la fournir à 3 k. 5.

Indépendamment de ces appareils, les robinets de purges d'eau condensée de l'étuve, des batteries chauffantes et des bouteilles sont à la portée de la main du conducteur de l'appareil, ainsi que le robinet d'évacuation d'air et la vanne d'échappement de vapeur, qui est conduite par un tuyau en dehors du bâtiment.

Sur le sommet de l'appareil un robinet avec raccord en attente permet de réunir l'étuve à un appareil enregistreur, qui facilite le contrôle des opérations au point de vue du nombre, de leur durée et de la façon dont elles ont été faites.

Au point de vue général du fonctionnement de l'appareil, la vapeur arrive du générateur, se rend à chaque bouteille de distribution et se rend dans la batterie supérieure de chauffe, la parcourt et redescend dans la batterie inférieure par deux tuyaux de communication, traverse cette deuxième batterie, s'y condense et l'eau traversant le robinet purgeur se rend à l'égoût ; pour la désinfection, la vapeur après avoir passé dans la bouteille est introduite dans l'étuve, pénètre les objets à désinfecter, l'eau condensée a son écoulement réglé par le robinet spécial ; pour l'échappement, il suffit d'ouvrir la vanne après avoir fermé l'arrivée de vapeur.

La pression maintenue dans les batteries est de 3 k. 5 et celle à l'intérieur de l'étuve de 0 k. 7, soit une température de 115°.

Le type courant d'étuve généralement employé dans les hôpitaux, lazarets, les stations publiques, mesure 1ᵐ30 de diamètre intérieur et 2ᵐ25 de longueur de bride à bride.

Pour les petits établissements hospitaliers on peut se contenter d'appareils de moindres dimensions tel que celui de 1ᵐ10 de diamètre et 2ᵐ10 de longueur.

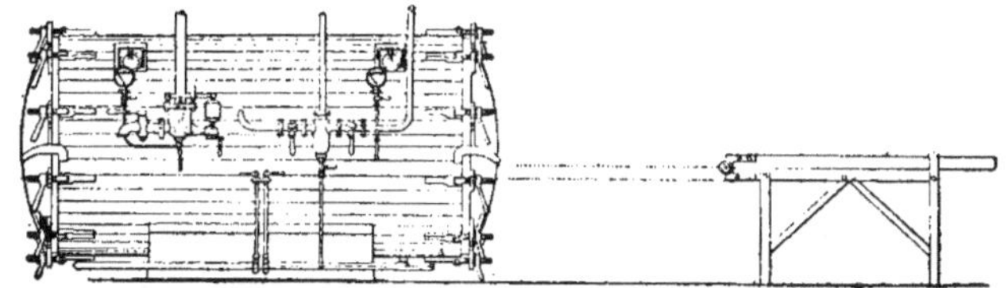

Fig. 20. — **Etuve Geneste et Herscher, type moyen.**

En outre de ces deux appareils courants, on construit sur le même principe divers autres types d'étuves, les unes de dimensions plus grandes (pour établissements de blanchissage et désinfection, stations quarantenaires, désinfection des caisses à biscuits, etc.), les autres au contraire d'un très petit volume (pour linges et matériel de pansement) nous avons eu l'occasion d'en parler plus haut, nous n'y reviendrons pas.

FONCTIONNEMENT DE L'ÉTUVE A DÉSINFECTION PAR LA VAPEUR SOUS PRESSION

Système GENESTE et HERSCHER

L'opération est simple, rapide et peu coûteuse : pour les objets épais comme les matelas, 15 à 20 minutes suffisent pour la désinfection proprement dite, de 15 à 20 minutes pour le séchage, dans le cas où il ne peut se faire au dehors et quelques minutes de manœuvre.

Pendant tout le temps que l'étuve doit servir, le chauffage des batteries additionnelles est continu, sans aucun arrêt ; il doit commencer quelques minutes avant la première opération, de façon à chauffer au préalable les parois de l'étuve.

La période de 15 à 20 minutes d'exposition à la vapeur est très utilement coupée par deux détentes ou échappements brusques de vapeur après les 5 et 10 premières minutes. MM. Salomonsen et Lévison ont démontré, dans les expériences qu'ils ont poursuivies pendant plusieurs mois sur les appareils de MM. Geneste et Herscher, que la seconde dépression pratiquée quelques minutes après la première donnait une sécurité plus grande encore pour la destruction complète des microbes pathogènes dans l'intimité des tissus.

Le séchage s'effectue, lorsqu'il a lieu dans l'étuve même,

en entrebaillant simplement la porte de sortie de 15 à 20 centimètres.

Une instruction précise et détaillée est d'ailleurs jointe à chaque appareil fourni.

TYPE SPÉCIAL D'ÉTUVE POUR NAVIRES

Système Geneste et Herscher

A la demande du gouvernement, on a construit un type d'étuve à désinfection par la vapeur sous pression, qui peut être placée sur les navires, afin d'opérer la désinfection pendant la traversée même et enrayer ainsi tout commencement d'épidémie.

MM. les professeurs Brouardel et Proust et M. le docteur Rochard, délégués français à la Conférence sanitaire internationale de Rome en 1885, ont en effet insisté au cours de cette Conférence, sur la corrélation qui existe entre les garanties données à la santé publique par les mesures de désinfection et les mesures quarantenaires; si bien que l'administration sanitaire pourrait diminuer sans inconvénient la durée des quarantaines, en raison des garanties données par la rigueur de la désinfection.

C'est dans cette voie que l'administration sanitaire française est entrée résolument aujourd'hui; elle s'efforce d'y amener les compagnies de navigation dont plusieurs ont déjà muni leurs bâtiments d'étuves à désinfection.

Les étuves fixes pour navires diffèrent de celles pour lazarets, hôpitaux, mont de piété, etc., en ce qu'elles sont de dimensions moindres et construites avec des dispositions qui en permettent l'aménagement facile sur les navires.

Ce type spécial comprend un corps cylindrique de 1^m10 de diamètre intérieur et 2^m10 de longueur, muni également de deux portes, dont une seule est mise en service, mais permettant par suite de placer l'appareil à babord ou à tribord, le chariot mobile sort sur une voie extérieure démontable, pouvant se loger dans l'étuve pendant les périodes de son fonctionnement et se montant très rapidement à l'aide de clavettes

A l'intérieur une seule batterie de chauffe additionnelle inférieure en tube recourbé en serpentin ou circule la vapeur provenant de l'un des générateurs du bâtiment.

Une prise de vapeur faite sur cette arrivée permet d'introduire la vapeur dans l'appareil.

Le corps cylindrique est garni également d'une enveloppe calorifuge en bois et de la robinetterie et tuyauterie spéciale pour la désinfection et le chauffage de l'appareil.

Quatre anneaux en fer forgé rivés à la partie supérieure du corps cylindrique facilitent le transbordement de l'étuve.

Cette étuve présente au point de vue de la sécurité, de la garantie des opérations et de la rapidité de service, les mêmes avantages que l'étuve du type courant pour hôpital, décrit précédemment.

LAVEUSE-DÉSINFECTEUSE
A VAPEUR SOUS PRESSION
Système B. S G. D. G. — Nouveaux Perfectionnements

Appareil à laver et stériliser par l'action directe de la vapeur

les objets souillés et contaminés, linges de pansements, etc.

La vapeur sous pression est universellement reconnue comme le meilleur agent de stérilisation des germes pathogènes et son emploi s'est généralisé partout.

Mais dans le passage à l'étuve, les linges et vêtements soumis à la désinfection et qui sont pour la plupart souillés, soit de sang, de matières fécales, de déjections de toutes sortes, soit de substances médicamenteuses, subissent des altérations dont il y a lieu de se préoccuper.

La vapeur sous pression agissant directement sur le principe colorant de ces souillures, les oxyde, les fixe et en rend les traces indélébiles.

C'est le principe même de la fixation des couleurs par la vapeur utilisé dans la teinture et l'impression des tissus.

Pour parer à ces inconvénients les agents chimiques d'oxydation que l'on emploie n'atténuent qu'imparfaitement le mal en raison de leur dosage impossible par rapport à la composition chimique des taches, et les réactions qui se produisent ont pour résultat le plus immédiat l'altération des fibres des tissus.

Les Administrations hospitalières s'émeuvent de l'accroissement notable des dépenses de remplacement du linge depuis l'organisation des services de désinfection.

A la suite des travaux concluants faits sur ces sujets par M. le Docteur Vinay, médecin des hôpitaux de Lyon, j'ai cherché à remédier à ces inconvénients en combinant les principes du lessivage et du lavage aux exigences de la désinfection. La Laveuse-Désinfecteuse répond à ce programme : dans cet appareil, par un lessivage et un lavage appropriés, on commence par enlever les taches, les souillures du linge et des objets, lesquels sont ensuite, sans sortir de l'appareil, sans manutention dangereuse, désinfectés à fond par la vapeur sous pression.

La Laveuse-Désinfecteuse a reçu d'importants perfectionnements : elle a deux portes à fermeture combinée, les objets à désinfecter rentrent d'un côté et sortent de l'autre.

Dans un récipient complètement clos et sans aucune manipulation de la part du personnel, la Laveuse-Désinfecteuse, essange, lessive et lave le linge souillé et, quand les taches ont disparu, on opère, toujours dans le même appareil, la stérilisation par l'action directe de la vapeur sous pression, après évacuation et stérilisation dans un réservoir ad hoc des liquides lixiviels et autres ayant servi à l'essangeage, au lessivage, au lavage et au rinçage.

Le linge ne subissant l'action d'aucun agent chimique d'oxydation a une durée normale tout en présentant toutes les conditions de sécurité désirables, il est de plus prêt à être réemployé de nouveau après essorage et séchage.

La Laveuse-Désinfecteuse est donc le complément de toute installation de désinfection et les étuves ne devront être employées que pour les objets de literie et autres qui ne peuvent subir le lavage.

LAVEUSE-DÉSINFECTEUSE
SOUS PRESSION
COUPE TRANSVERSALE
montrant
l'intérieur de l'appareil
j
f
FERNAND DEHAITRE
PARIS.
g
n

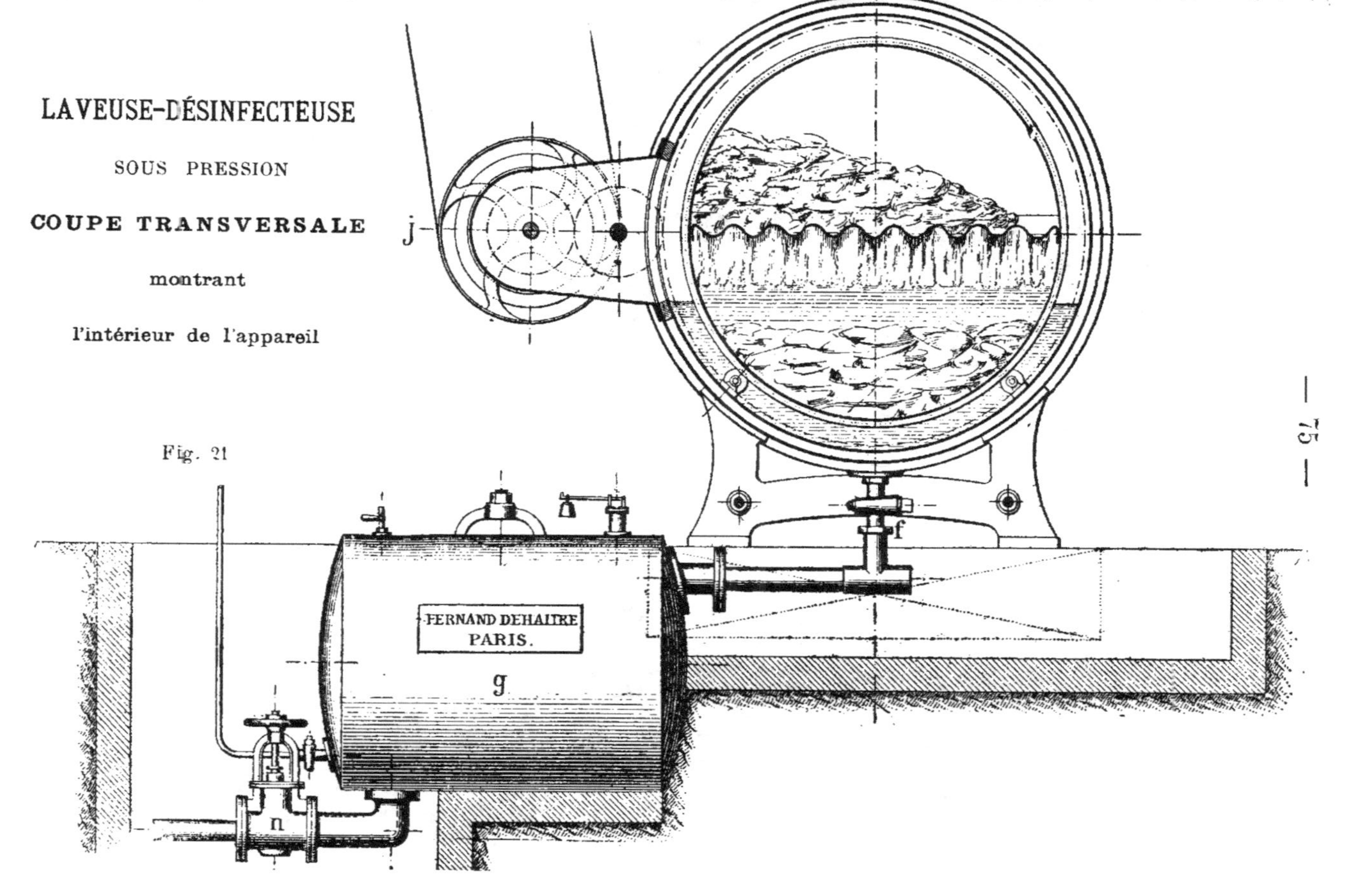

Fig. 21

LAVEUSE-DÉSINFECTEUSE
SOUS PRESSION

Fig. 22

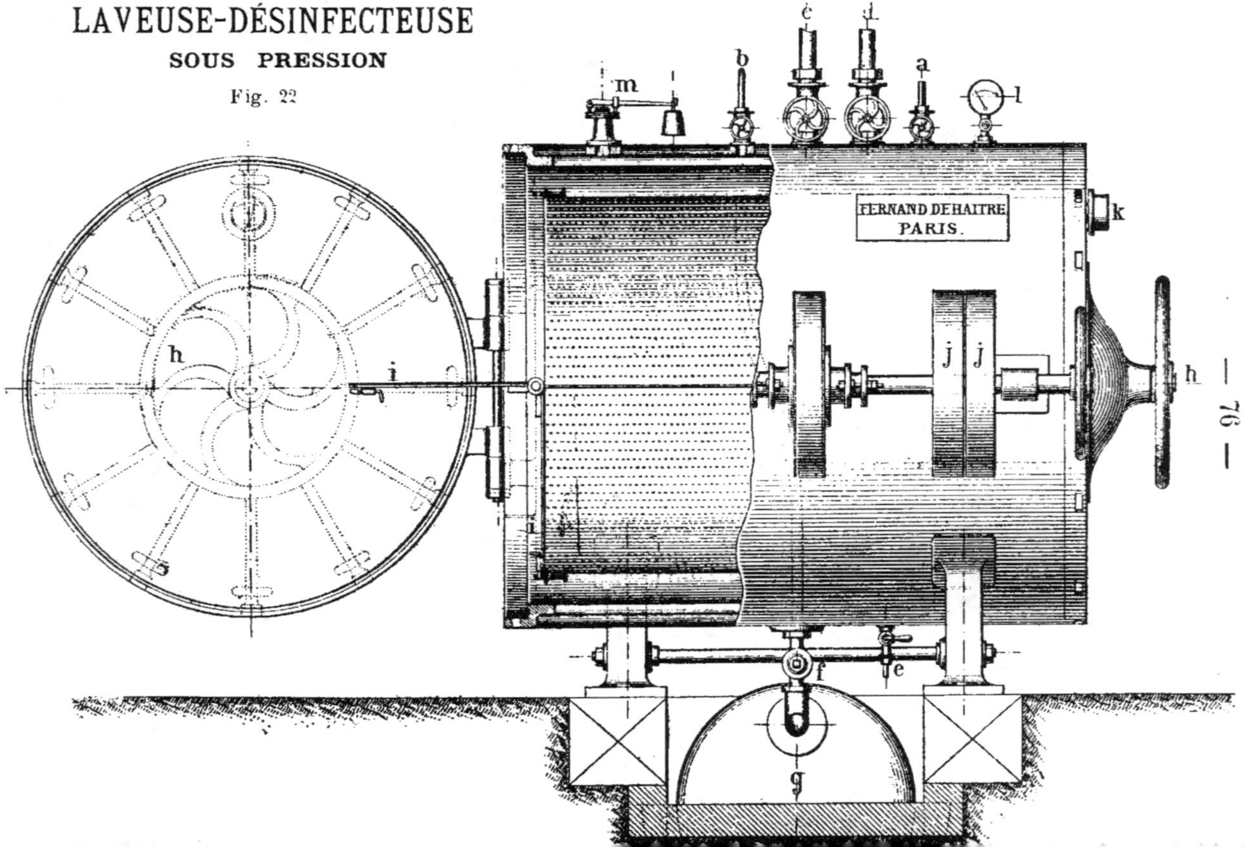

LAVEUSE-DÉSINFECTEUSE SOUS PRESSION

LÉGENDE DESCRIPTIVE

<table>
<tr><td>a</td><td>Chauffage de l'enveloppe.</td><td>h</td><td>Portes à fermeture spéciale de l'enveloppe extér[re]</td></tr>
<tr><td>b</td><td>Injection de vapeur directe.</td><td>i</td><td>Portes du tambour intérieur tournant (1).</td></tr>
<tr><td>c</td><td>Arrivée d'eau.</td><td>j</td><td>Poulies de commande.</td></tr>
<tr><td>d</td><td>Arrivée de lessive.</td><td>k</td><td>Indicateur de température.</td></tr>
<tr><td>e</td><td>Purge de l'enveloppe.</td><td>l</td><td>Manomètre indicateur de pression.</td></tr>
<tr><td>f</td><td>Robinet de vidange.</td><td>m</td><td>Soupape de sûreté.</td></tr>
<tr><td>g</td><td>Bouilleur pour stériliser les eaux de lavage.</td><td>n</td><td>Evacuation des eaux de lavage.</td></tr>
</table>

(1) Le tambour intérieur contenant les objets à désinfecter est animé d'un mouvement de rotation, comme dans mes laveuses à double enveloppe, d'où le nom de Laveuse-Désinfecteuse.

FONCTIONNEMENT

DE LA LAVEUSE-DÉSINFECTEUSE SOUS PRESSION

Les draps, couvertures, vêtements contaminés sont mis dans un drap propre dont on noue les coins pour faire un paquet.

Ce paquet est apporté dans un des compartiments du tambour intérieur ; on dénoue le drap et on ferme la porte.

On fait faire un demi-tour au cylindre et on charge de la même manière un second paquet dans l'autre compartiment du tambour intérieur.

La porte de l'enveloppe extérieure est alors fermée hermétiquement et les opérations suivantes se font sans aucune manipulation de la part du personnel et dans un appareil complètement clos.

ESSANGEAGE

On introduit de l'eau froide dans l'appareil et on la porte progressivement à 15 ou 20° au moyen d'un réchauffeur à jet de vapeur pendant que l'on met le tambour en mouvement.

Ce trempage dissout toutes les matières gommeuses, albumineuses, etc., qui se déposent au fond de l'enveloppe fixe.

L'eau polluée est évacuée dans le bouilleur où elle est portée à l'ébullition et stérilisée avant d'être envoyée à l'égout.

LESSIVAGE SOUS PRESSION

On remplace ensuite l'eau par de la lessive que l'on porte progressivement à une haute température à l'aide du réchauffeur à jet de vapeur en arrivant finalement à la température de 110 à 120° sous pression admise pour la stérilisation des germes pathogènes.

Ce lessivage sous pression analogue au blanchiment usité pour les tissus en pièces n'altère en rien la fibre du linge et lui assure un nettoyage parfait.

RINÇAGE

On procède au rinçage toujours dans le même appareil en remplaçant la lessive par de l'eau froide.

Puis on sort le linge absolument propre et désinfecté que l'on sèche par les moyens ordinaires : essorage et étendage.

L'appareil est lui-même nettoyé ensuite en y mettant quelques minutes la vapeur sous pression et en le rinçant à l'eau froide.

DÉSINFECTION DES MATELAS

Quand l'Etablissement n'a pas d'étuve pour la désinfection des matelas on peut les désinfecter dans la Laveuse-Désinfecteuse où l'on n'introduit alors que la vapeur sous pression.

La Laveuse-Désinfecteuse fonctionne à l'Hospice Général de Rouen, à l'Asile d'Aliénés de Quatre-Mares (Seine-Inférieure), etc. Son emploi est tout indiqué dans les asiles d'aliénés où l'on a à traiter les linges souillés par les gâteux et dont la manutention est non-seulement repoussante mais malsaine quand on les traite par les procédés de blanchissage ordinaire, — dans les Maternités pour désinfecter les linges tachés de sang, tout en les nettoyant et les rendant propres à de nouveaux services.

Enfin la Laveuse-Désinfecteuse en dehors des opérations de désinfection peut-être employée avantageusement comme appareil de blanchissage, principalement pour l'essangeage des linges malpropres, linges de pansements, linges à cataplasmes, etc.

INSTALLATION DES ÉTUVES FIXES A DÉSINFECTION
PAR LA VAPEUR SOUS PRESSION

L'installation des étuves à désinfection varie suivant qu'elles doivent répondre aux besoins privés d'un établissement hospitalier quelconque ou aux besoins d'une station mixte de désinfection servant à la fois pour un établissement hospitalier et pour un service public.

Dans chacun des cas, l'étuve peut être alimentée de vapeur soit par un générateur spécial placé dans le bâtiment même de l'étuve, soit par une chaudière de l'établissement

N. B. — Ces instructions s'appliquent également à l'installation de la Laveuse-Désinfecteuse qui est pourvue comme les étuves de deux portes distinctes pour l'entrée et la sortie des objets.

plus ou moins éloignée de l'appareil. Dans chacun de ces cas, il faut un service facile, commode et rapide, tout en évitant toute promiscuité des objets avant et après désinfection ainsi que tout contact entre les préposés aux manipulations de ces objets.

1° Supposons le cas d'un service simple avec bâtiment spécial de désinfection.

Un bâtiment couvert de 10^m de longueur sur 8^m de largeur est suffisant ; une cloison étanche le divisera en deux chambres, l'une réservée aux objets infectés, de 4^m sur 8^m ; l'autre aux objets désinfectés, de 6^m sur 8^m.

L'étuve traversant la cloison dépassera dans la première de ces salles d'environ 0^m150 (pour permettre la manœuvre d'ouverture et de fermeture d'une des portes et la sortie du chariot sur la voie extérieure spéciale), aura toute sa robinetterie de manœuvre dans le local désinfecté, la communication pour la manœuvre entre le préposé au chargement du chariot et le conducteur de l'appareil se faisant par un châssis vitré dormant.

La chaudière, dans le cas où il y en a une spéciale, est également de ce côté.

Une chambre spéciale, avec porte d'entrée et porte de sortie, sert à la désinfection des objets en cuir, fourrures, tissus caoutchoutés qui, ne pouvant supporter l'action de la chaleur, doivent être lavés ou mieux soumis à une pulvérisation de liquides antiseptiques.

Voici pour la séparation des objets avant et après désinfection.

Pour l'agent de service, il ne devra pénétrer dans le local infecté (les objets n'y étant reçus que par un guichet où les

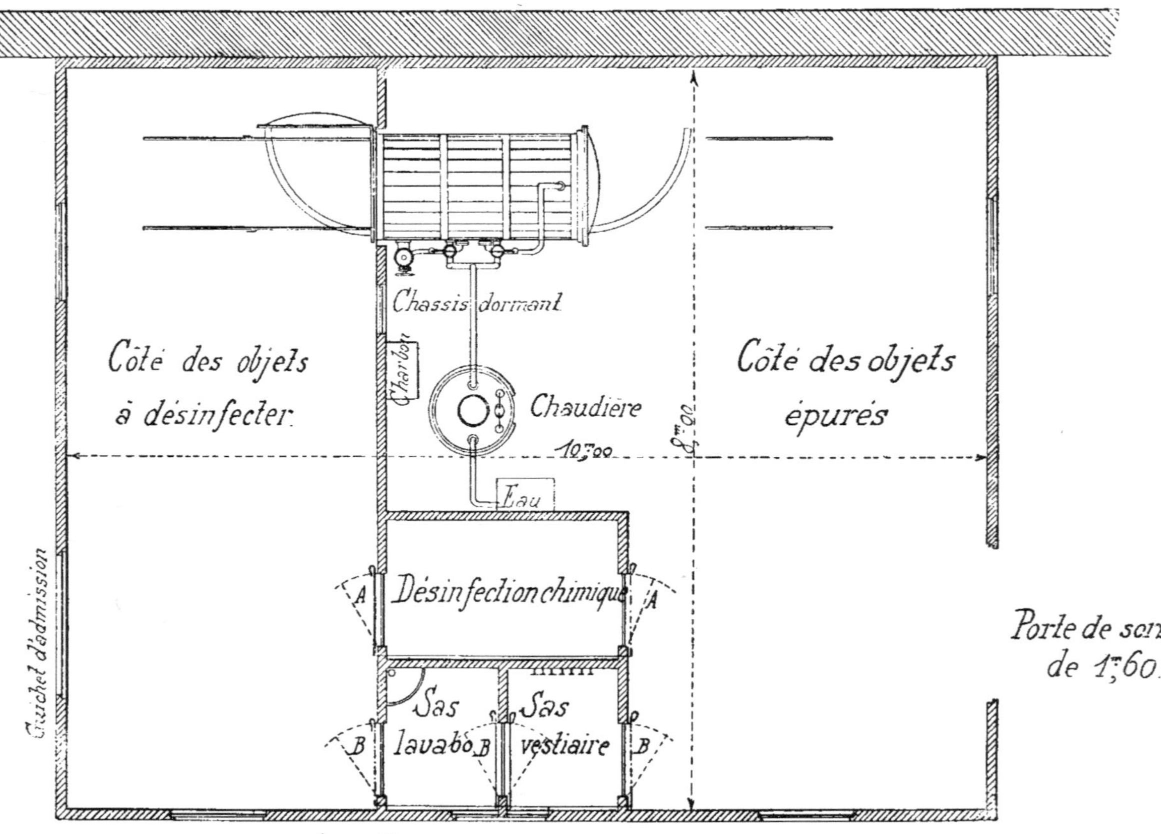

AABBB Portes avec dispositif spécial
les empêchant de s'ouvrir simultanément.

agents ne peuvent passer) et ne le quitter qu'en traversan
une petite salle spéciale lui permettant, en entrant, de se
vêtir d'un costume approprié (chaque fois passé à l'étuve)
et, en sortant, de se nettoyer avant de reprendre ses vêtements de ville; pour cela, deux petites salles dites sas-
lavabo et sas-vestiaire lui permettent ces mesures hygié-
niques.

Le dessin ci-contre donne le plan de cette installation.

2° Pour un service mixte, il est utile d'avoir des salles de
réception et de dégagement distinctes pour les objets venant
de l'établissement hospitalier ou du service public, pour en
permettre le classement rapide et éviter tout mélange.

Dans ces deux cas, la hauteur sous plafond doit être au
moins 3 mètres, le sol doit être cimenté avec plateforme à
l'emplacement des appareils et pentes, permettant l'écoulement des eaux de lavage à la canalisation générale d'évacuation, les angles doivent être arrondis, et les murs et
boiseries peints à l'huile et aussi unis que possible, des
fenêtres ou châssis vitrés doivent permettre un bon éclai-
rage et un lanterneau à châssis mobiles donne un aérage
rapide.

Toutes les fois que l'étuve à désinfection ne sera pas à
proximité d'une chaudière à vapeur existant déjà dans
l'établissement et servant à d'autres usages, il y aura lieu
d'installer une chaudière à vapeur spéciale pour le service
de l'étuve. Dans ce cas, la chaudière verticale offre le
plus d'avantages en raison de l'emplacement restreint
qu'elle occupe, de la suppression du fourneau en maçon-
nerie toujours assez coûteux et surtout en raison de la
facilité que l'on a de la mettre rapidement en pression
lorsque l'on a à se servir de l'étuve.

Cette chaudière doit donner une surface de chauffe de 2 mètres carrés pour le service de l'étuve sous pression nouveau modèle, — de 4 mètres carrés pour l'étuve Geneste et Herscher modèle moyen, et de 5 mètres carrés pour l'étuve Geneste et Herscher modèle courant.

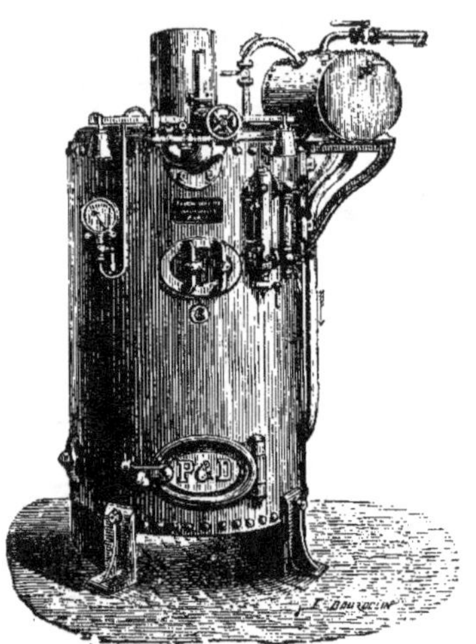

Fig. 24. — **Chaudière verticale.**

L'alimentation de cette chaudière peut se faire soit au moyen d'un injecteur soit au moyen d'une bouteille alimentaire comme le représente la figure ci-dessus.

L'installation d'un service de désinfection se complète par un service de voitures destinées à aller chercher à domicile les objets infectés et à les reporter après l'opération de la désinfection.

Il faut deux voitures distinctes l'une pour chercher les objets infectés, l'autre pour reporter les objets désinfectés. Ces voitures sont ordinairement peintes de couleurs différentes pour que le public puisse se rendre compte des précautions que l'on prend pour éviter la contamination des objets une fois désinfectés.

Ces voitures sont assez semblables aux voitures de livraison du commerce appelées « cylindres » mais doivent être construites de façon à pouvoir être facilement lavées et désinfectées à l'intérieur et à présenter une surface de parois aussi unie que possible pour éviter les interstices où peuvent se loger des germes infectieux.

La voiture qui a servi à apporter les objets infectés est aussitôt déchargée, désinfectée avec soin par pulvérisation de sublimé ; le cocher et les employés quittent leurs vêtements de travail et les déposant dans un cabinet spécial, se lavent la figure et les mains et surtout les ongles avec des solutions antiseptiques et se trouvent prêts à repartir avec un nouveau costume de travail désinfecté.

Leurs vêtements contaminés sont passés à l'étuve en même temps que les objets rapportés.

Entrés par un côté de l'étuve les objets ressortent par l'autre côté, où ils sont remis en paquets après avoir été séchés ; ils sont reportés à domicile par d'autres voitures uniquement affectées au côté désinfecté.

C'est ainsi que fonctionnent les services municipaux de désinfection de la ville de Paris.

ÉTUVES A DÉSINFECTION LOCOMOBILES

On conçoit qu'il y ait avantage à pratiquer, en temps d'épidémie, la désinfection par la vapeur sous pression le plus près possible de l'endroit où la maladie a évolué, pour éteindre sur place le foyer contagieux avant qu'il ne prenne de l'extension.

Cela est d'autant plus indiqué que la maison où se trouvent les objets à désinfecter est plus éloignée d'un centre habité, d'une agglomération où l'on pourrait avoir établi une étuve fixe, dans un hôpital, une station publique de désinfection ou autre.

Ce desideratum est rempli par l'emploi de l'étuve à vapeur sous pression locomobile et dans les ports par l'emploi du chaland de désinfection.

ETUVE LOCOMOBILE A VAPEUR SOUS PRESSION
Système Geneste et Herscher

L'étuve locomobile de MM. Geneste et Herscher, comprend sur un train de voiture à quatre roues et facilement trainé par deux chevaux, une étuve proprement dite, une chaudière verticale à foyer intérieur et à vaporisation rapide, un réservoir d'eau avec injecteur et pompe à bras pour l'alimentation de la chaudière, une caisse à charbon et une caisse à outils. (Ces deux dernières formant siège pour le cocher.)

Derrière le siège du cocher se fixe un pulvérisateur à levier formant le complément indispensable de l'étuve pour la désinfection des parois (voir page 28 la description de cet appareil).

L'étuve proprement dite mesure 1^m10 de diamètre intérieur et 1^m30 de longueur, avec une seule porte en tôle emboutie dont la fermeture est obtenue comme pour les étuves fixes par un joint en caoutchouc serré au moyen de vis articulées et d'écrous à manettes ; à l'intérieur une batterie de chauffe additionnelle et un chariot mobile dont la sortie est obtenue au moyen d'une suspension spéciale permettant un chargement rapide et simple.

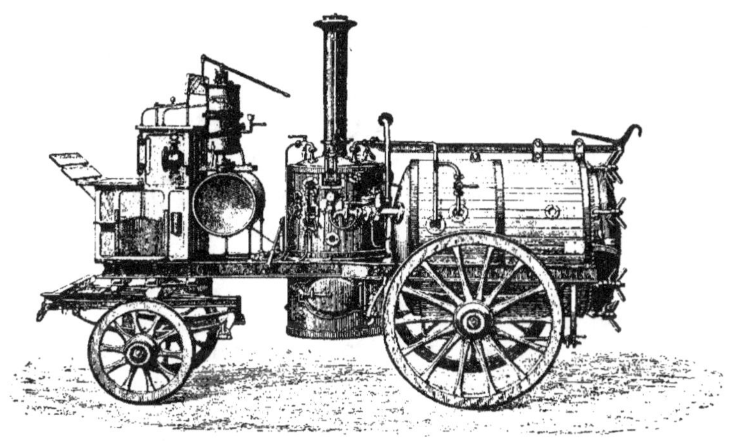

Fig. 25. — **Etuve à vapeur locomobile**.

La robinetterie et tuyauterie sont simplifiées en chauffant la batterie additionnelle par une prise directe sur la chaudière, la manœuvre est simplement ramenée à celle de l'introduction et de l'échappement de vapeur ainsi qu'aux purges de la batterie et de l'étuve.

Le siège du cocher peut recevoir trois personnes, un conducteur, un chauffeur et un homme de service ou aide ; la hauteur des appareils au-dessus du sol et le frein permettent de passer par tous les chemins de 2^{m}50 de largeur.

L'opération de la désinfection est identique à celle de l'étuve fixe.

CHALAND A DÉSINFECTION

Dans les ports qui n'ont pas de lazarets lorsqu'un navire suspect ou contaminé se présente, l'administration sanitaire maritime est tenue de l'envoyer au lazaret le plus voisin. On a pensé que, la plupart du temps, il y aurait avantage à pouvoir pratiquer la désinfection à proximité de ce navire, et dans ce but on a construit un chaland à désinfection. Ce chaland est destiné à être placé le long du bord du navire où le médecin sanitaire à décidé de faire pratiquer la désinfection. Le spécimen reproduit ci-contre se trouve actuellement attaché au port du Hâvre.

Les dimensions courantes d'un chaland à désinfection varient de 20 à 30 mètres sur 7 à 8 mètres de largeur.

Il est partagé en trois compartiments par deux cloisons en tôle.

Le premier compartiment constitue le poste des gardiens et renferme deux couchettes et deux armoires ; on y accède par un capot à coulisse et une échelle en bois ; il est éclairé par deux hublots.

Le second compartiment, qui s'étend sur la moitié de la longueur du navire, constitue le magasin ; il renferme à l'arrière une caisse à eau douce de 3 à 4 mètres cubes de capacité. La partie du pont située au-dessus de la caisse à eau est démontable. On accède à ce compartiment par un panneau à charnière.

Le troisième compartiment constitue la soute au charbon ; on y accède par une échelle en fer et un panneau en bois.

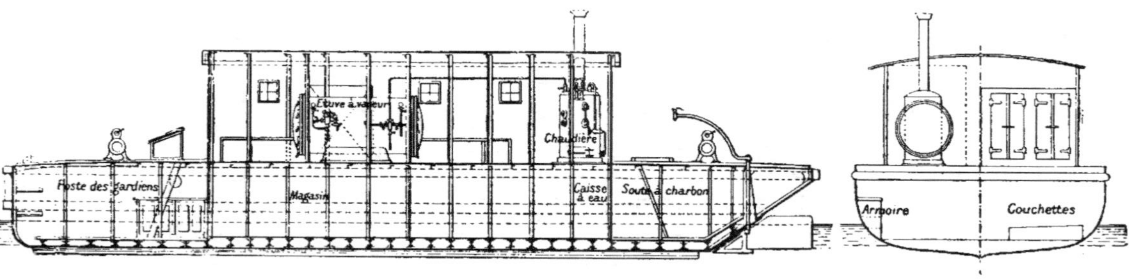

Fig. 26. — **Chaland à désinfection**

La coque du chaland est tout entière en fer ; elle est garnie d'une ceinture de bois ; sa partie arrière est en forme de voûte pour protéger le gouvernail.

Le chaland est surmonté d'un roof, recevant les appareils à désinfection ; ce roof est éclairé par six fenêtres et muni de deux portes à coulisses pour l'accès des objets à désinfecter et leur sortie.

Une étuve à désinfection par la vapeur sous pression (type pour hôpital ou lazaret) est installée dans le roof, le long d'un des grands côtés de la chambre.

Dans le prolongement de l'étuve, dans l'angle du roof, est une chaudière verticale qui fournit la vapeur à l'étuve. Elle est placée à proximité de la soute au charbon. Une bâche en tôle galvanisée porte un injecteur destiné à l'alimentation de la chaudière et une pompe à bras dont le le tuyau d'aspiration plonge dans la caisse à eau.

Le roof est divisé en deux compartiments par une cloison en tôle, placée de telle sorte que les portes de l'étuve se trouvent de part et d'autre de cette séparation.

L'un des compartiments est dit chambre d'entrée ou des objets infectés ; l'autre est la chambre de sortie ou des objets épurés.

Le roof comporte encore un appareil de désinfection chimique pour le traitement des objets en cuir, en peau, ou des fourrures qui ne peuvent subir la température élevée de l'étuve à vapeur.

Cet appareil consiste en une chambre rectangulaire adossée à la paroi du roof et à la cloison de séparation ; elle est munie de deux portes qui s'ouvrent chacune dans un des compartiments du roof.

Les parois de la chambre sont recouvertes d'un enduit protecteur, et la fermeture des portes rendue hermétique, au moyen d'une garniture en corde silicée, que les vantaux de ces portes viennent comprimer quand on les ferme.

Dans l'intérieur de la chambre sont des supports auxquels on suspend les objets à désinfecter.

L'armement du chaland comprend, en outre : des bittes d'amarrage, des galoches, des pitons pour la manœuvre.

Deux treuils à bras, un à l'avant, l'autre à l'arrière, servant pour le halage du navire et la manœuvre des colis, enfin un gouvernail et sa barre, complétent l'armement du chaland.

CHAPITRE V

APPAREILS POUR LA DÉSINFECTION

ET LE NETTOYAGE

DES CRACHOIRS DE PHTISIQUES

A la suite de demandes adressées de divers côtés, l'on s'est occupé d'une question à laquelle les médecins attachent une grande importance, depuis les découvertes bactériologiques ; nous voulons parler des crachats de tuberculeux, considérés comme la principale, sinon l'unique cause de transmission de cette terrible maladie. Il faudrait donc détruire ces crachats avant qu'ils aient pu se dessécher et répandre dans l'atmosphère l'organisme contagieux qu'ils renferment.

On a recherché les dispositions que devraient avoir les appareils permettant de désinfecter et de nettoyer les crachoirs de phtisiques, soit au domicile privé, soit dans les salles des hôpitaux. Déjà, en 1886, à l'Exposition d'hygiène urbaine de la caserne Lobau, MM. Geneste et Herscher, avaient présenté un appareil qu'ils ont depuis modifié. Divers appareils depuis ont été expérimentés avec succès au laboratoire de M. le professeur Grancher. Ces appareils ont été tout dernièrement transformés de manière à permettre leur installation à proximité des salles de malades (1), à assurer un service simple et facile pouvant être fait sans inconvénient par des aides infirmiers, et à diminuer au minimum la dépense de combustible.

APPAREIL

A STÉRILISER LES CRACHATS ET DÉSINFECTER
LES CRACHOIRS DES TUBERCULEUX

Système breveté GENESTE et HERSCHER

L'appareil Geneste et Herscher à pour but de détruire avec une **certitude absolue** les germes morbides renfermés dans les crachats et aussi ceux adhérant aux parois des crachoirs, et, d'autre part, nettoyer lesdits crachoirs.

(1) On évite ainsi le transport de liquides contenant des germes dangereux, dans les couloirs et les escaleirs où ils risquent de se répandre.

L'agent désinfectant est en même temps celui qui sert au nettoyage. C'est une lessive de soude ou de potasse à 2 ou 3 %, chauffée à la température de l'ébullition, c'est-à-dire à plus de 100 degrés. Cette lessive, contenue dans une chaudière fermée, se répand dans le récipient où sont placés les crachoirs, lorsque l'ébullition a lieu et ne s'y maintient qu'autant que cette ébullition se continue. D'autre part, pendant toute la durée de l'opération (15 minutes environ), une double circulation de vapeur et de solution alcaline bouillante entretient au-dessus de 100 degrés la température du bain dans lequel plongent les crachoirs. On est ainsi certain que cette haute température, considérée comme nécessaire, est sûrement obtenue.

Après une durée d'ébullition suffisante pour la stérilisation parfaite, l'ouverture d'un robinet d'échappement de vapeur fait rentrer le liquide bouillant dans la chaudière. Les crachoirs sont alors désinfectés et nettoyés et peuvent être remis de nouveau en service après un simple rinçage.

L'appareil comprend deux éléments essentiels :

1° Une chaudière (A) accompagnée de son foyer B et contenant la solution alcaline ;

2° Un bac D destiné au traitement des crachoirs. Deux tubes (IJ) réunissent ces deux éléments ; ils plongent dans la chaudière A à des niveaux légèrement différents.

L'un d'eux (I) sert, au début du fonctionnement, à donner passage au liquide poussé par sa propre vapeur ; il débouche à la partie inférieure du bac de désinfection. Lorsque le liquide a rempli ledit bac et est descendu dans la chaudière au niveau de l'extrémité du tube I, celui-ci laisse échapper la vapeur qui traverse, dans toute sa hauteur, le bain stéri-

lisateur et contribue à en maintenir la température au degré
nécessaire.

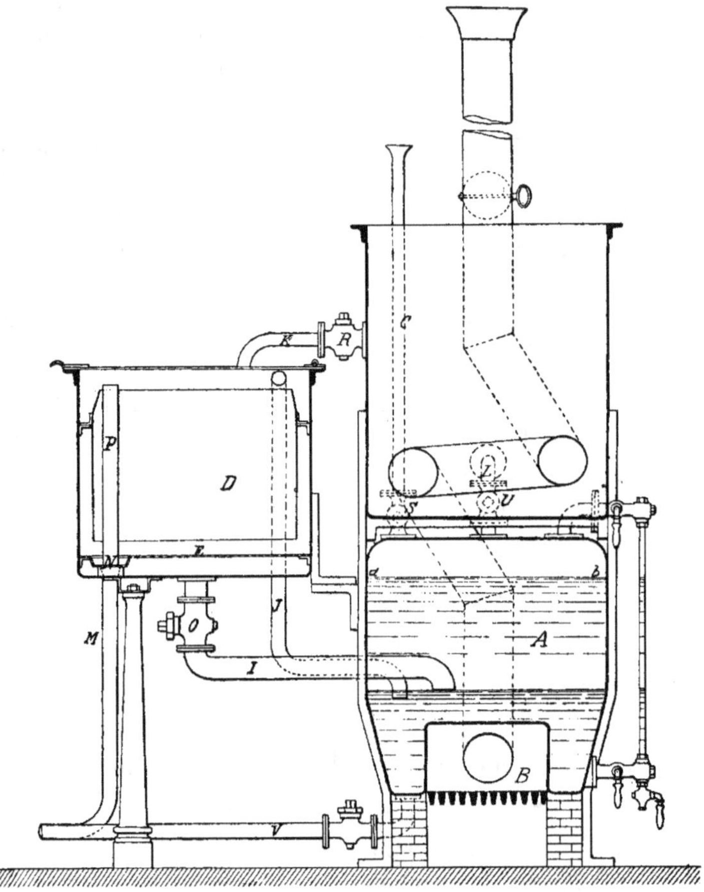

Fig. 27. — **Appareil à désinfecter les crachoirs.**

L'autre tube débouche dans la chaudière quelques centimètres plus bas que le précédent et a toujours son extrémité
inférieure immergée. Il pénètre dans le bac à la partie supérieure et y amène, par le fait même de l'ébullition, une

partie du liquide bouillant de la chaudière qui redescend par le premier tube I.

Indépendamment de ces éléments essentiels, il peut convenir, surtout pour les appareils d'une certaine importance, de les compléter par l'addition d'un réservoir C d'eau pure chauffée par les flammes perdues du foyer. Ce réservoir supplémentaire sert à rincer les crachoirs, une fois la désinfection terminée (tuyau K, robinet R) et est également commode pour le remplissage de la chaudière (tuyau L, robinet U).

Un robinet d'échappement de vapeur (S) permet, selon qu'il est fermé ou ouvert, de faire monter l'eau bouillante de la chaudière dans le bac de lavage D, ou de l'en faire redescendre.

Un tuyau de trop plein P empêche le débordement accidentel du liquide contenu dans le bac.

Une soupape N permet d'évacuer les résidus qui peuvent se trouver dans l'appareil. (Le retour de ces résidus à la chaudière est empêché par l'interposition d'une toile métallique E ou d'une crépine).

Un robinet O fixé sur le tube I permet d'isoler le bac D de la chaudière A. Ce robinet ne se trouve que dans les appareils possédant un réservoir d'eau tiède; on ne le ferme que pendant l'opération du rinçage.

Enfin, un robinet de vidange V sert à évacuer la solution alcaline de la chaudière, quand on le juge nécessaire.

Les avantages et particularités de l'appareil sont :

1° Certitude absolue que, malgré la simplicité de l'appareil, il ne peut fonctionner que lorsque le liquide stérilisateur a atteint une température d'au moins 100 degrés ; condition essentielle de son action efficace.

2° Garantie complète contre le refroidissement de ce liquide pendant toute la durée de l'opération.

3° Nettoyage parfait des crachoirs, grâce à la composition du liquide et à sa haute température : les matières traitées sont dissoutes et leur adhérence aux parois des crachoirs est détruite.

4° Simplicité dans la construction et la conduite de l'appareil et sécurité absolue.

CHAPITRE VI

STÉRILISATION DE L'EAU

Une des questions les plus intéressantes au point de vue de l'hygiène prophylactique, est certainement celle de la stérilisation de l'eau.

Il est rare, en effet, qu'une ville ait à sa proximité des sources naturelles pures, assez abondantes pour fournir toute l'eau de boisson nécessaire à sa consommation ; dans ce cas elle puise tout ou partie de cette eau au fleuve, à la rivière qui la traverse, ou à défaut, elle creuse des puits qui seront alimentés par une nappe souterraine plus ou moins profonde.

Ou bien encore elle a recours à la captation des sources ou à l'adduction de cours d'eau comme on vient de le faire récemment à Paris pour l'Arvre.

Or, il est certain que l'eau des fleuves et rivières, des sources même, est journellement souillée par des déjections de toutes sortes. Ils reçoivent les égouts des villes qu'ils traversent, et, par leur intermédiaire, les vidanges, les eaux de lavage de linges contaminés par des malades atteints d'affections contagieuses, eaux chargées par conséquent de microbes pathogènes.

Que deviennent ces microbes pathogènes? Il est difficile actuellement, malgré les nombreux travaux faits à ce sujet, de dire pendant combien de temps ils restent vivants dans l'eau des fleuves, des rivières etc., parce que les expériences de laboratoire ne peuvent pas réaliser toutes les conditions dans lesquelles se trouvent placés ces micro-organismes, mais on sait d'une façon certaine, qu'ils restent vivants pendant un temps assez long, pour être transportés dans les canalisations et être absorbés avec l'eau de boisson. On ne compte plus les épidémies de fièvre typhoïde, où la maladie a été transmise par de l'eau ainsi infectée.

Quant à l'eau empruntée à la nappe souterraine, elle est toujours bien moins riche en germes que l'eau de fleuve ou de rivière, elle peut même être relativement pure, mais il suffit quand la couche est peu profonde, que *l'infiltration d'une fosse d'aisance* puisse arriver jusqu'à elle pour la contaminer.

Il est donc établi qu'en dehors des eaux de sources, et encore, toutes les autres eaux sont suspectes et ne doivent être employées sans danger, comme eaux de boisson, qu'après avoir été complètement débarrassées des germes qu'elles contiennent.

Un des procédés employés depuis longtemps pour la purification de l'eau est la **filtration**, soit avec le filtre à charbon, soit avec le filtre à sable; mais on ne demandait guère à ces filtres autre chose que de débarrasser l'eau des matières solides qu'elle tient en suspension et d'une partie de sa matière organique.

Depuis quelques années, on a repris l'étude des filtres à sable et l'on est arrivé à une conception du mécanisme de la filtration dans ces filtres, tout à fait différente de celle que l'on avait autrefois. Ce procédé est employé aujourd'hui pour la filtration des eaux de Berlin et de Zurich.

Dans un filtre à sable, l'eau qui s'écoule le premier jour de la mise en marche est trouble, et contient presque autant de microbes que l'eau non filtrée. Ce n'est qu'au bout de quelques jours que le filtre donne de l'eau ne contenant qu'une très faible quantité de microbes. A ce moment, il s'est formé à la surface du filtre un dépôt, une couche gélatineuse constituée par des algues, des diatomées, des microbes; c'est cette couche qui remplit l'office de filtre.

M. Duclaux, dans une revue critique, montre bien que cette conclusion n'est pas aussi paradoxale qu'elle le semble a *priori*. « En réfléchissant, dit-il, la chose n'est pas trop faite pour nous étonner. Quand on filtre sur du papier un précipité acide de sulfate de baryte, la liqueur passe trouble dans les premiers moments et ce n'est que lorsqu'une couche de sulfate de baryte a tapissé le fond du filtre, que ce même sulfate de baryte est complètement retenu.

« Il se produit dans les filtres à sable, un phénomène analogue, la couche épaisse de micro-organismes qui s'est déposée à la surface du sable est bien moins perméable aux micro-organismes que l'eau continue à apporter, que ne l'était la couche de sable sousjacente.

« En résumé (1) le sable sert à la fois de frein pour modérer le mouvement de l'eau et de support pour la couche glaireuse de microbes qui se forme dans toute son épaisseur, mais surtout à sa surface. Cette couche superficielle devient, lorsqu'elle est formée, la véritable couche filtrante, et après avoir médiocrement fonctionné jusque-là, le filtre est enfin mûr et est constitué.

« Mais cette couche filtrante est chose fragile : il ne faut pas la soumettre à de trop fortes pressions lorsqu'elle est faible; ses éléments se disloqueraient, seraient entraînés dans les profondeurs du filtre qu'ils obstrueraient. Il ne faut pas non plus la soumettre à de rapides variations de pressions qui produiraient le même effet. Il faut la laisser travailler tranquillement, augmenter peu à peu la pression, à mesure qu'elle s'épaissit, devient plus résistante et plus imperméable, puis à un moment donné, quand la pression à employer est devenue trop forte, arrêter l'eau, laisser le filtre s'épuiser, enlever sa couche supérieure salie et le remettre en fonction.

« L'intervalle entre deux nettoyages s'appelle une période. Il est évidemment d'autant plus court, toutes choses égales d'ailleurs, que l'eau à filtrer est plus sale et plus impure.

« C'est ainsi qu'à Berlin à l'usine de Stralauer Thor, la durée moyenne d'une période a été, en 1888, de 16 jours, avec une vitesse de 1^{m}1 par jour, tandis qu'à Zurich, cette période a été en 1887, pour un filtre couvert, de 48 jours, avec une vitesse moyenne de 4^{m}5 par jour.

(1) Le filtrage des eaux. Duclaux, *Revue critique*, in Ann. Inst. Pasteur. T. IV. page 41.

« Il est évident qu'avec cette constitution, un filtre à sable est quelque chose d'extrêmement fragile, et il est clair aussi qu'on ne pourra pas éviter l'entrainement de quelques microbes dans l'eau qui en sort.

« Le filtre ne pourra donc pas être un filtre parfait.

« On peut réduire beaucoup le chiffre des bactéries dans l'eau filtrée en ralentissant la vitesse de filtration, mais alors le filtre ne travaille plus dans les conditions industrielles. On réduit aussi ce chiffre d'autant plus que l'eau à filtrer est moins impure, mais les tableaux des chiffres relevés sur les filtres de Zurich, montrent que, même avec les eaux relativement si pures du lac, la teneur en bactéries de l'eau filtrée ne tombe jamais à zéro.

« Constamment, par conséquent, il y a des bactéries entrainées en dehors du filtre, et quand on réfléchit, on voit qu'il n'en saurait être autrement. Le filtre à sable est donc un mauvais outil dont les ingénieurs des eaux ont appris à tirer le meilleur parti possible. »

On peut rapprocher des filtres à sable, les galeries de filtration qui peuvent donner une quantité d'eau considérable.

Ce sont des galeries creusées dans certaines conditions sur les bords des fleuves, dans l'espoir d'obtenir de l'eau du fleuve filtrée à travers une forte couche de sable. Lyon et Toulouse sont alimentées d'eau en grande partie par ce procédé.

Malheureusement, les analyses hydrotimétriques, et la disposition géologique des terrains ont permis de s'assurer que l'eau de ces galeries ne provient pas du fleuve, pour la plus grande partie, mais bien de la nappe souterraine qui vient s'ouvrir dans le fond de la vallée où coule ce fleuve.

En sorte que l'eau de ces galeries peut être pauvre en microbes si la nappe souterraine dont elle provient est très profonde et située de telle façon qu'elle ne puisse pas recevoir directement par des infiltrations l'eau de la surface ; elle peut être aussi impure que celle du fleuve dans le cas contraire.

Des appareils industriels de toutes sortes ont été proposés pour réaliser la filtration des eaux soit sur une couche de sable, ou de matière filtrante granulaire quelconque, soit sur des pierres ponces, du noir animal, des éponges, etc Nous n'entrerons pas dans la description de ces très nombreux procédés de filtration dont les résultats sont extrêmement variables.

Nous ne parlerons que du procédé de filtration de M. Howatson que des expériences récentes que nous résumons ci-après ont mis en lumière.

L'appareil comprend un corps en tôle dans lequel est disposée la matière filtrante et un jeu de robinets avec tuyauterie pour la circulation de l'eau.

L'eau est déversée à la partie supérieure du filtre par un robinet à flotteur, descend à travers la couche filtrante et sort à la partie inférieure.

Lorsque la partie supérieure de la couche filtrante est encrassée, le nettoyage s'opère très rapidement et d'une façon complète au moyen d'un dispositif de brassage mu par un cabestan.

Le brasseur se compose d'une vis verticale à la partie inférieure de laquelle sont fixés un certain nombre de bras armés de palettes. Ces palettes sont disposées de telle sorte que lorsque l'on fait tourner le système chacune des palettes passe non dans la trace de la précédente, mais un peu à l'écart, de sorte que, après un tour complet, toute la surface a été agitée.

Pour opérer le nettoyage du filtre on commence par renverser le courant de l'eau dans l'appareil, c'est-à-dire que l'on fait arriver l'eau au-dessous de la couche filtrante qu'elle traverse de bas en haut détachant les matières qui se sont déposées et les entrainant hors de l'appareil par des clapets disposés à cet effet.

Pour faciliter l'évacuation des dépots on actionne pendant ce temps le malaxeur, à l'aide du volant en faisant pénétrer les palettes dans la matière filtrante aussi profondément que cela est nécessaire.

Le nettoyage terminé on rétablit le courant d'eau de haut en bas et l'appareil est remis en fonction.

Pour activer la clarification des eaux, M. Howatson emploie une solution de sulfate d'alumine : la présence de l'acide sulfurique ne se révèle jamais dans l'eau filtrée, car il se combine avec la chaux que contient toujours en plus ou moins grande quantité l'eau à traiter.

Des expériences faites à Neuilly sur le filtre Howatson ont donné les résultats suivants :

LABORATOIRE MUNICIPAL DE CHIMIE

Analyse quantitative n° 303. — Eau de Seine non filtrée

N°ˢ 1 et 3. *Cachet cire rouge effigie*

Le chef du Laboratoire municipal certifie que l'échantillon déposé sous le n° 270, par M. HOWATSON, contient :

ANALYSE SUR L'EAU TELLE QUELLE

Degré hydrotimétrique total	16°

Cette eau contient en milligrammes par litre :

Extrait à 180°	240
Acide carbonique.	25
Carbonate de chaux	97
Autres sels de chaux, en sulfate	7
Sels de magnésie, en sulfate	43
Chlore, en chlorure de sodium	11
Matières organiques, en acide oxalique. .	**22,6**
Alcalinité totale, en SO^3HO	166
Acide phosphorique	néant
Métaux toxiques	néant
Colonies bactériennes développées dans 1ᶜᶜ d'eau	**13.000**
Nombre de jours après lesquels la liquéfaction de la gélatine s'est produite.	**4**

Paris, le 12 août 1892.

LE CHEF DU LABORATOIRE MUNICIPAL,

Signé : A. GIRARD.

LABORATOIRE MUNICIPAL DE CHIMIE

Analyse quantitative n° 304

EAU DE SEINE ÉPURÉE PAR LE FILTRE ÉPURATEUR HOWATSON

N°ˢ 6 et 7. Cachet cire grise effigie

Le Chef du Laboratoire municipal certifie que l'échantillon déposé sous le n° 271, par M. HOWATSON, contient :

ANALYSE SUR L'EAU TELLE QUELLE

Degré hydrotimétrique . . . . 11°

Cette eau contient en milligrammes par litre :

Extrait à 180° 150
Acide carbonique 35
Carbonate de chaux 46
Autres sels de chaux, en sulfate 7
Sels de magnésie, en sulfate 31
Chlore, en chlorure de sodium 17
Matières organiques, en acide oxalique. . **7,8**
Alcalinité totale, en SO^3HO 49
Acide phosphorique . . . . néant
Métaux toxiques . . . . néant
Colonies bactériennes développées dans
1ᶜᶜ d'eau **900**
Nombre de jours après lesquels la liquéfac-
tion de la gélatine est survenue. **11**

Paris, le 12 août 1892.

LE CHEF DU LABORATOIRE MUNICIPAL,
Signé : A. GIRARD.

Les échantillons ont été pris d'un appareil ayant fonctionné à raison de 40.000 litres par jour depuis le 1er juin 1892.

Pour comparer les analyses ci-dessus avec celles des eaux de la distribution de la ville de Paris, le *Bulletin municipal officiel* du mardi 9 août 1892 nous donne la liste suivante :

DÉSIGNATION des EAUX	INDICATION DES LIEUX OU LES PRÉLÈVEMENTS ONT ÉTÉ FAITS	COLONIES BACTÉRIENNES dans la gélatine (a)		DEGRÉ hydrotimétrique total	1 LITRE D'EAU RENFERME EN MILLIGRAMMES, DOSAGES FAITS									
					PAR L'HYDROTIMÉTRIE				PAR PESÉE		PAR LIQUEURS TITRÉES			
		Nombre par centimètre cube d'eau	Nombre de jours après lesquels la liquéfaction s'est produite		Acide carbonique	Carbonate de chaux	Autres sels de chaux calculés en sulfate	Sels de magnésie calculés en sulfate	Résidu sec à 180°	Matières organiques et volatiles par calcination	Matières organiques calculées en acide oxalique dosées au permanganate (b) liqueurs acides	liqueurs alcalines	Chlore en chlorure de sodium	Oxygène dissous (c)
Vanne (1) . .	Réservoirs de Montsouris. – Arrivée (rue de la Tombe-Issoire, 115) .	1.500	6	22°	5	185	42	6	275	50	3,2	4,0	7,3	7,3
Id.	Id. Id. Sortie (fontaine publique rue Beaunier, 2)	1.000	7	22°	5	185	42	6	270	45	3,5	2,7	7,3	8,9
Dhuis (3) . .	Réservoirs de Ménilmontant. — Arrivée (rue Saint-Fargeau, 50). .	4.300	4	23°	40	67	28	131	320	65	1,2	1,0	11,7	8,8
Id. (2) (4) .	Id. Id. Sortie (fontaine publique rue de Ménilmontant, 69) . . .	1.000	4	23°	40	67	28	131	310	65	4,7	1,7	11,7	9,1
Vanne. . . .	5e arrondissement. — Immeubles rue des Écoles, 51 (fontaine dans la cour, à gauche) . .	1.900	5 1/2	21°	5	175	42	6	268	50	5,0	4,5	7,3	7,2
Id.	9e arrondissement. — Immeuble rue Drouot, 5 (fontaine à gauche).	1.800	6	21°5	5	180	42	6	270	48	1,2	3,5	7,3	8,4
Id.	11e arrondissement. — Immeuble rue Fontaine-au-Roi, 8 (robinet dans la cour, à gauche). .	1.700	7	21°	5	175	42	6	270	48	4,2	3,5	7,3	9,6
Id.	13e arrondissement. — Immeuble rue Esquirol, 39 (fontaine dans la cour, à gauche] . .	1.700	6	21°	5	175	42	6	265	45	4,0	4,5	7,3	7,2

(a) Pour le complément de l'analyse biologique, voir les tableaux de M. Miquel.
(b) Un milligramme d'acide oxalique équivaut à 0mm127 d'oxygène consommé ou à 0mm501 de permanganate détruit.
(c) N'est pas liquéfiée au bout de sept jours.
(1) Matières en suspension. — (2) Légèrement trouble. — (3) Très trouble. — (4) Peut être mélangée de Vanne.

On voit que l'eau de Seine épurée par le filtre épurateur Howatson est infiniment supérieure aux eaux de la Dhuys ou de la Vanne qui contiennent 4.300 et 1.500 colonies bactériennes par centimètre cube, tandis que l'eau de Seine épurée par le filtre épurateur Howatson n'en contient que 900.

Nous ajouterons que les procédés d'épuration de M. Howatson comprennent également la précipitation des sels calcaires et magnésiens et rendent ainsi de grands services à l'industrie en évitant les incrustations des chaudières et en diminuant dans de fortes proportions le degré hydrotimétrique des eaux.

Nous citerons encore le procédé Anderson qui consiste à agiter l'eau suspecte avec de la tournure de fer ou de fonte, puis à déterminer ensuite, par battage à l'air, l'oxydation et la précipitation à l'état d'hydrate et de combinaison organique ferrique du sel ferreux dissous pendant la première partie de l'opération, enfin à clarifier l'eau par filtration sur une couche de sable.

Ce procédé donne d'assez bons résultats, en ce sens qu'il prive l'eau d'une très grande quantité de germes et qu'il diminue assez notablement la proportion de matière organique dissoute.

Mais comme les précédents procédés de filtration il ne donne pas l'eau absolument privée de micro-organismes, c'est-à-dire complètement stérile.

Le mécanisme de filtration est tout autre avec les filtres en porcelaine dégourdie de M. Chamberland.

Les pores de la porcelaine sont d'une finesse extrême et par suite il se produit à leur niveau des phénomènes d'ordre moléculaire. Les microbes contenus dans l'eau en filtration se trouvent retenus à la paroi des pores, comme le sont certaines matières colorantes à la surface ou dans l'épaisseur des fibres des tissus.

Ces filtres sont bien supérieurs aux filtres à sable ; ils peuvent, s'ils sont bien entretenus et stérilisés en temps opportun, donner de l'eau qui ne contient pas un seul germe.

Malheureusement, le débit d'une bougie est relativement faible, il n'est que de 1/3 de litre par heure, et par mètre de pression ; cela seulement avec une bougie neuve.

On est cependant arrivé à améliorer dans de notables proportions le débit de cet excellent système de filtration en le complétant par un nettoyeur mécanique.

FILTRE CHAMBERLAND, SYSTÈME PASTEUR

A NETTOYEUR MÉCANIQUE (O. ANDRÉ)

DESCRIPTION DE L'APPAREIL

L'application du nettoyeur mécanique O. André, aux bougies Chamberland, système Pasteur, a pour objet d'obvier à l'encrassement de ces bougies, encrassement d'autant plus rapide qu'elles arrêtent plus complètement les corpuscules, germes, etc., en suspension dans l'eau, en permettant de nettoyer les bougies mécaniquement « *et sans les démonter* ». On évite ainsi, grâce à un système de montage élastique, tout danger de bris ou de fêlure des surface filtrantes.

De plus, un dispositif très simple, sur lequel nous reviendrons ci-après, permet à tout moment d'isoler au besoin une bougie quelconque sans interrompre le travail des autres.

L'opération du nettoyage n'exige d'ailleurs que cinq à six minutes, et peut être confiée à des mains quelconques.

Montage élastique des bougies. — La figure 28 représente un de ces appareils appliqué sur un filtre à 25 bougies Chamberland pour les grands débits et fonctionnant sous pression. M. O. André construit également des appareils de 50 bougies pour les hôpitaux, casernes, etc., et de 6 et de 3 bougies, destinés à l'alimentation des hôtels et des maisons particulières.

Les bougies B (fig. 28) sont disposées en cercles concentriques et fixées, par le bas, sur un plateau de fond, à l'aide de tétons en bronze. La jonction entre les tétons et les bougies s'effectue au moyen de tubes en caoutchouc serrés par deux petits colliers. On fixe la partie supérieure des bougies par une calotte en caoutchouc surmontée d'une pointe qui s'engage dans le trou correspondant d'un anneau métallique G. Le montage ainsi réalisé est assez élastique pour permettre d'exercer sur les bougies un brossage énergique sans les exposer à la casse ou à la fêlure.

Déversement de l'eau filtrée. — L'eau filtrant de l'extérieur à l'intérieur des bougies, celles-ci déversent leurs jets dans un collecteur E, qui, pendant le fonctionnement, est appliqué contre le plateau de fond par un boulon.

En démontant ce collecteur ainsi qu'il est représenté dans la figure 28, on peut se rendre compte, à l'inspection des jets, de l'état de chacune des bougies.

FILTRE CHAMBERLAND, SYSTÈME PASTEUR
A NETTOYEUR MÉCANIQUE

O. ANDRÉ

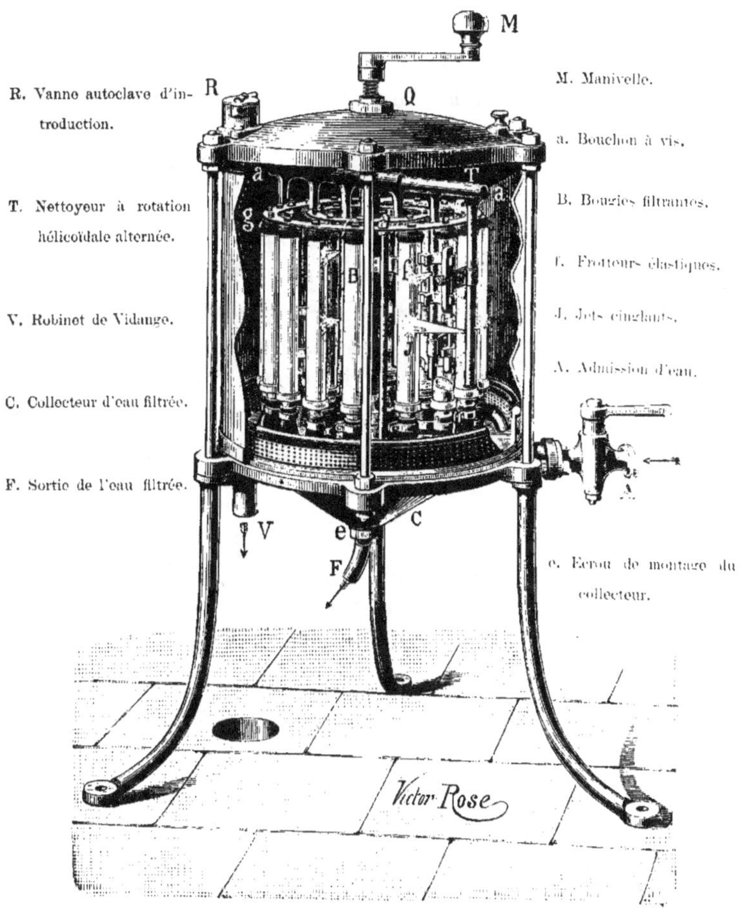

Fig. 28. — **Filtre de 25 bougies.**

Si un jet trop abondant rend l'une d'elles suspecte, il suffit pour l'isoler d'obturer le téton correspondant à l'aide d'un petit bouchon à vis. L'isolement des bougies suspectes peut ainsi se faire à tout moment, sans démonter l'appareil, et par suite sans interrompre son fonctionnement.

Appareil nettoyeur. — Le nettoyeur est constitué par une sorte de peigne T, dont les dents sont représentées par des tubes verticaux fermés à leur bout inférieur, percés latéralement de petits trous, et interposés entre les cercles de bougies. Chacun de ces tubes porte, en outre, une série de petits frotteurs élastiques en forme d'Y. La branche verticale du nettoyeur s'engage dans le presse-étoupes central du plateau de fond. Elle se prolonge à la partie supérieure par une tige filetée K passant par l'écrou Q du couvercle et recevant la manivelle M. La paroi inférieure du tube central est percée d'une couronne de trous qui se démasquent pendant que le filtre fonctionne (la vis est alors en haut de course), et qui disparaissent dans le presse-étoupes dès que le nettoyage commence.

Nettoyage. — Pour cette opération, on donne après avoir supprimé la pression dans l'appareil, plusieurs tours de manivelle dans les deux sens : les frotteurs, grâce au mouvement hélicoïdal dont ils sont animés, touchent successivement tous les points des bougies, qui sont ensuite rincées par les jets cinglants sortant des tubes.

Toutefois le brossage par les frotteurs souples ne suffirait pas pour obtenir un nettoyage complet : il tendrait plutôt à étaler à la surface des bougies les matières glaireuses déposées par l'eau. Pour éviter cet inconvénient, on jette dans le liquide même à filtrer des grenailles de liège, qui viennent, sous l'impulsion communiquée à l'eau par la rotation du nettoyeur, rouler entre les branches des Y et la surface des bougies. Un tamis, placé au-dessus du presse-étoupes, et un autre, à l'entrée du tuyau de vidange V, arrêtent les grenailles lors du nettoyage.

On arrive ainsi à brosser et rincer très convenablement les bougies ; mais ces opérations sont insuffisantes pour retrouver le débit initial que fournissent les bougies *vierges*. M. André a rempli cette dernière condition, qui est le criterium du parfait nettoyage, en constituant automatiquement, sous l'influence de la pression qui existe dans l'appareil, une gaine perméable sur la surface des bougies. Il introduit, à cet effet, après chaque nettoyage, une quantité très faible (15 à 20 gr) d'une poudre inerte (silice pure), qui vient *enrober* les surfaces filtrantes et constitue ainsi une sorte de dégrossisseur.

Les impuretés de l'eau se déposent sur cette gaine, et le tout s'enlève beaucoup plus facilement sous l'action du nettoyage, que si les impuretés et en particulier les matières glaireuses contenues dans le liquide, étaient appliquées directement sur les bougies par la pression qui règne dans l'appareil.

Résultats. — D'après les diagrammes présentés par M. O. André à *la Société de médecine publique et d'hygiène professionnelle*, les diverses opérations du nettoyage permettent de ramener le débit des bougies depuis longtemps en service à celui que fournissent les bougies neuves, au début de leur fonctionnement. On a, de plus, constaté que l'introduction de la poudre inerte dans le liquide assurait à un filtre composé de bougies anciennes, le même débit que celui d'un filtre à bougies neuves.

On remarquera, d'autre part, que la rapidité du nettoyage et le retour immédiat des bougies au débit initial donnent aux filtres Chamberland munis du nettoyeur O. André, une souplesse de débit des plus précieuses. Car il suffit d'augmenter le nombre des nettoyages, pour accroître la quantité d'eau filtrée fournie en un temps donné, et si l'on a besoin, à un moment déterminé, d'un débit important, sans employer de réservoir, on n'aura qu'à faire un nettoyage quelques minutes auparavant.

Les filtres Chamberland système Pasteur avec nettoyeur André donnent avec une eau moyenne les débits approximatifs suivants par 24 heures.

DÉSIGNATION DES FILTRES	DÉBITS EN LITRES
Filtre de 50 bougies (sous pression de 25 mètres). .	1.500
— 25 — — — —	750
— 15 — — — —	350
— 6 — — — —	175

Ces chiffres supposent un seul nettoyage par 24 heures, on peut toujours augmenter le débit en augmentant le nombre des nettoyages.

Des expériences directes ont d'ailleurs démontré que l'usure des bougies et des caoutchoucs est à peu près nulle, après un travail prolongé pendant plusieurs années.

Outre les avantages ci-dessus indiqués, le filtre à nettoyeur O. André, présente encore celui de pouvoir être *stérilisé* par ébullition sans qu'on ait besoin de le démonter. Il suffit, après avoir enlevé le collecteur d'eau filtrée, de le chauffer au-dessus d'un réchaud, ou encore de le mettre, toutes valves ouvertes, dans une étuve à désinfection.

Les observations qui précèdent se rapportent à des appareils mis en communication directe avec une conduite de distribution d'eau. Mais il peut arriver que la pression y

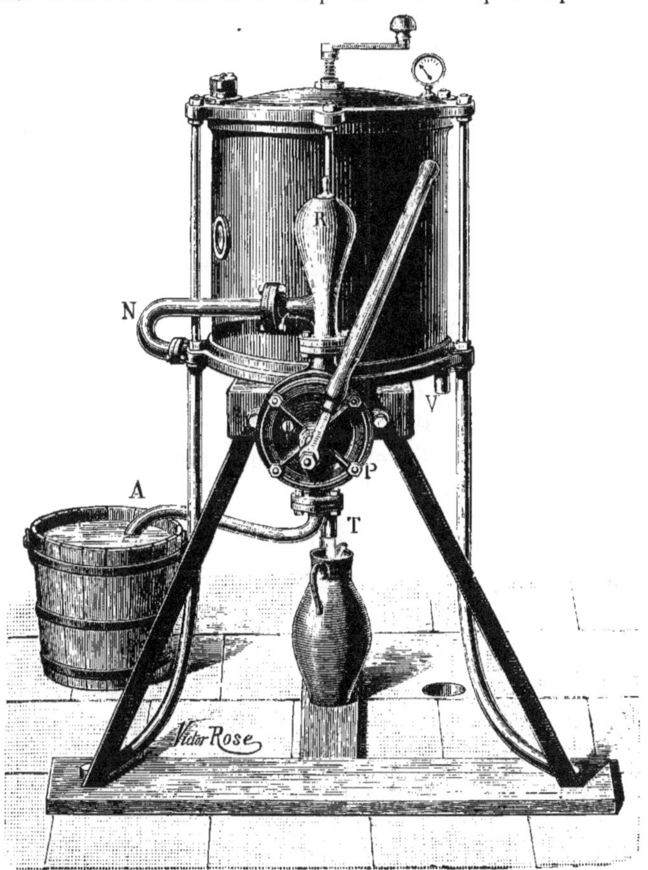

Fig. 29 — **Filtre de 25 bougies à nettoyeur mécanique O. André,** avec pompe pour pression artificielle.

soit très faible, notamment aux points élevés d'une ville ou d'une agglomération. Dans ce cas, il suffit d'adapter sur l'appareil même une petite pompe aspirante et foulante qui n'en accroît le prix que d'une manière insignifiante, tout en fournissant aisément une pression de 20 à 25 *m* d'eau. On peut alors puiser directement à l'appareil, comme à une fontaine ; les filtres de ce type sont susceptibles de rendre de sérieux services dans les postes militaires placés sur des hauteurs.

Ce type se prête également aux besoins des colonnes expéditionnaires. En allégeant certaines pièces, on est arrivé à réduire le poids des filtres de 15 bougies de manière à pouvoir en charger aisément deux sur des bâts d'âne. Ces appareils ont été commandés par le Sous-Secrétariat des Colonies pour la campagne du Dahomey.

Un filtre à nettoyeur O. André de 25 bougies a été expérimenté pendant plus de quatre mois d'une manière continue au Laboratoire d'hygiène de la Faculté de médecine de Paris, par une Commission spéciale nommée à cet effet par le *Comité consultatif d'hygiène publique de France*.

A la suite du rapport officiel rédigé par M. le docteur Netter et adopté par le Comité, un grand nombre d'appareils ont été commandés par le Ministère de la Guerre, pour des hôpitaux et des casernes, et par divers hospices et asiles. Les Villes de Paris, de Clichy, Neuilly, Asnières, etc., les emploient dans des fontaines publiques filtrantes. Le Grand Hôtel, à Paris, a établi une installation permettant d'alimenter tous ses services en eau filtrée et fournissant 12,000 litres par jour, etc., etc.

Ce système de filtration à grand débit permet donc par l'emploi des bougies Chamberland d'alimenter des agglomérations avec une eau entièrement exempte de germes pathogènes, aérée, fraîche, et avec une sécurité complète en raison de la facilité qu'on a de reconnaitre et d'éliminer immédiatement toute bougie suspecte.

Bien d'autres systèmes ont été préconisés, pour stériliser en grand les eaux de boisson. Nous ne parlerons ici que de l'appareil de MM. Rouart, Geneste et Herscher, où l'eau est stérilisée à l'aide de la chaleur, à une température de 120° à 130°.

APPAREIL A STÉRILISER L'EAU

PAR LA CHALEUR ET SOUS PRESSION

ET A LA FOURNIR POTABLE

Système Rouart, Geneste et Herscher (b. s. g. d. g.)

Cet appareil se compose : 1° d'une chaudière ; 2° d'un échangeur ; 3° d'un complément d'échangeur ; 4° d'un clarificateur.

Chaudière. — La chaudière est disposée pour être chauffée rapidement, soit à feu nu, soit au gaz, soit à la vapeur. Dans les grands appareils, elle est entourée d'un serpentin où l'eau s'échauffe avant d'entrer dans la chaudière.

L'eau est entretenue à un niveau constant dans la chaudière par l'alimentation directe des eaux en charge des villes, ou par un bélier donnant une alimentation automatique, ou enfin par l'un quelconque des appareils alimentateurs en usage.

La température est maintenue dans la chaudière entre 120° et 130° ; ce résultat s'obtient sans production sensible de vapeur, car on opère sous pression, en vase clos ; de là, deux avantages importants : 1° absence de vaporisation, qui a pour effet de ne pas modifier sensiblement la composition de l'eau ; celle-ci conserve pour la majeure partie l'air qu'elle contenait en dissolution ; 2° opération rendue extrêmement économique, puisqu'il n'y a pas à fournir la chaleur latente de vaporisation de l'eau.

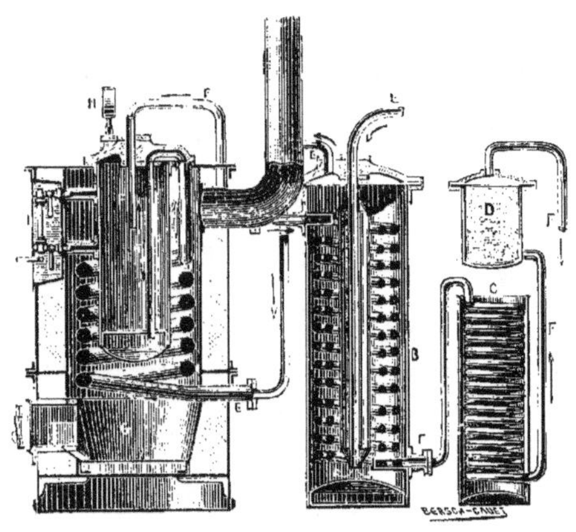

Fig. 30. — **Appareil à stériliser l'eau par la chaleur.**

A. Chaudière.
B. Echangeur.
C. Complément d'échangeur.
D. Clarificateur.
E. Arrivée d'eau stérilisée.

F. Sortie de l'eau stérilisée.
G. Foyer.
H. Manomètre.
I. Niveau de l'eau.

Pour rendre l'appareil automatique, on peut le munir de régulateurs de température, ne laissant sortir l'eau de l'appareil qu'après qu'elle a été à la température voulue.

L'eau, ayant séjourné dans la chaudière un temps suffisant pour arriver à la stérilisation complète (temps variable suivant la température à laquelle on fonctionne), se rend ensuite dans l'échangeur.

Échangeur. — Cet appareil est composé d'un serpentin où circule l'eau chaude stérilisée, de haut en bas par exemple, et d'une enveloppe étanche où est placé ce serpentin, et dans laquelle circule en sens inverse l'eau froide à traiter avant d'être refoulée dans la chaudière. Grâce à cet appareil, on obtient une très grande économie dans la dépense. En effet, l'eau stérilisée qui sort de la chaudière se refroidit dans l'échangeur, pendant que l'eau à stériliser, entrant froide dans l'appareil, en sort à une température voisine de 100°, c'est-à-dire qu'il suffit d'une légère surchauffe, pour l'amener au degré nécessaire pour la stérilisation

Complément d'échangeur. — A la suite du serpentin échangeur, l'eau stérilisée, déjà refroidie, parcourt un second serpentin plongé dans un réservoir ouvert à sa partie supérieure. Le complément d'échangeur, refroidi ainsi par de l'eau qui ne passera pas dans l'appareil, a pour effet de faire sortir l'eau stérilisée à deux ou trois degrés près, à la même température que l'eau d'alimentation.

Le complément d'échangeur n'est pas nécessaire quand on peut accepter qu'il y ait entre l'eau d'alimentation et l'eau stérilisée une différence de température de 10° à 12°.

Clarificateur. — A la suite de ces divers organes de refroidissement, l'eau stérilisée traverse un clarificateur, où elle dépose toutes ses matières en suspension.

Le stérilisateur peut d'ailleurs être muni d'un autre clarificateur rudimentaire à l'entrée de l'eau: l'objet de ce

dernier est de retenir les grosses impuretés pouvant engor-
ger les organes de la machine.

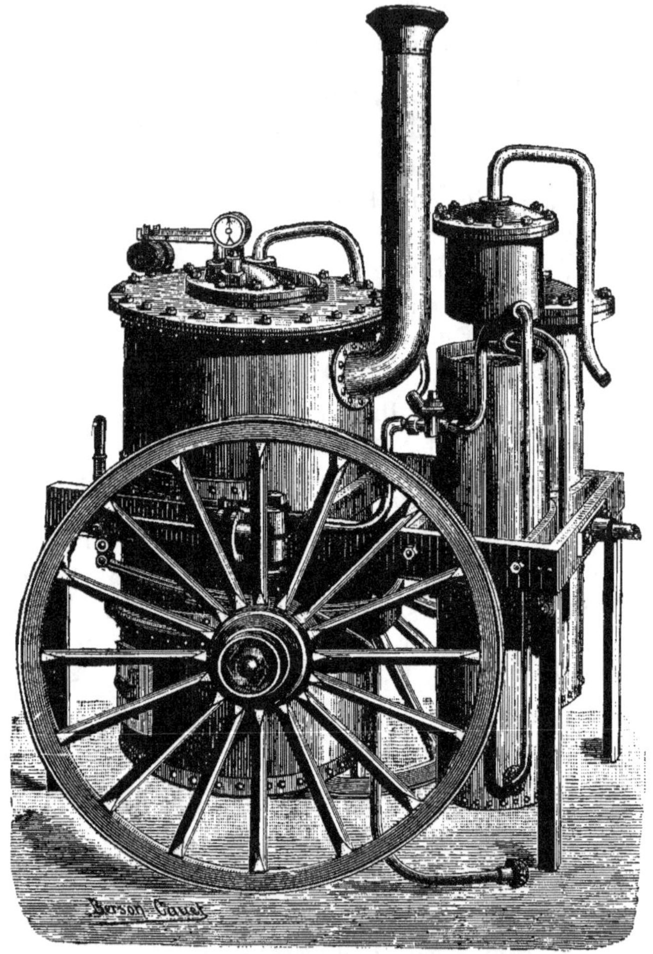

Fig. 31. — **Appareil locomobile à stériliser l'eau.**

L'appareil, avant de servir, doit être préalablement stérilisé : il suffit de faire arriver directement à la chaudière

l'eau à stériliser sans la faire passer par le vase échangeur. N'étant plus refroidie, l'eau sétrilisée traverse les serpentins et le clarificateur de sortie à la température de 120° ou 130° et stérilise par conséquent tout l'espace qu'elle doit parcourir avant d'être recueillie et durant le temps jugé nécessaire.

Cet appareil présente donc les avantages suivants :

1° Stérilisation de l'eau à une température dont on peut disposer à volonté ;

2° Chauffage sous pression, sans distillation, ce qui conserve l'air dissous dans l'eau, au moins en partie ;

3° Économie de combustible due à la suppression de la vaporisation et à l'emploi d'un échangeur (1 kilogramme de charbon suffit à stériliser 100 litres d'eau).

L'appareil est fixe ou mobile, susceptible de petites comme de grandes dimensions et peut s'appliquer aussi bien au service des villes qu'à celui des casernes, des hôpitaux, troupes en campagne, etc.

La sécurité pour l'obtention de l'eau stérilisée est complétée au moyen du simple jeu de deux robinets correspondant à des tubes plongeant dans la chaudière à des hauteurs inégales et laissant toujours, lorsque l'appareil ne fonctionne pas, une solution de continuité entre l'eau à stériliser et l'eau déjà stérilisée, ce qui donne toute tranquillité.

De plus, le robinet de sortie a une ouverture telle qu'à la pression de 2 kilog. la quantité maxima d'eau stérilisée qu'il peut débiter est celle correspondant au temps que l'eau doit séjourner dans l'appareil pour une stérilisation complète.

Les appareils domestiques reposent sur le même principe, seulement l'échangeur est supprimé, le filtre est placé dans la même enveloppe que la chaudière, et le chauffage est réglé automatiquement. Le complément d'échangeur est refroidi par de l'eau courante.

Les appareils destinés à l'usage des hôpitaux sont fondés sur les mêmes principes que les appareils ordinaires ; ils possèdent serpentin de chauffage, chaudière, alimentateur tel que bélier, etc., régulateur de chauffage, clarificateur faisant partie de la chaudière et échangeur.

Ce dernier organe est conçu de manière à pouvoir fournir d'un seul coup une certaine quantité d'eau stérilisée chaude à 80° environ, et il lui a été adjoint un réservoir où peut s'accumuler une provision d'eau stérilisée froide, de manière à satisfaire aux diverses nécessités des hôpitaux.

F

G

I

L

M

N

P

R

S

T

V

TABLE DES FIGURES

Imp. Jules Céas & Fils, Valence & Paris.